KB212572

플로차트 한약치료 **처방분석 실전 3초룰**

처방구조에 기반한

플로차트 한약치료

처방분석 실전 3초룰

니미 마사노리 지음
권승원 옮김

Analysis of 128 Kampo prescriptions using
a systematic approach
based on their components

청홍

Analysis of 128 Kampo prescriptions using a systematic approach
based on their components
Copyright © 2016 by Masanori Niimi
All rights reserved.
Original Japanese edition published by Shinkoh Igaku Shuppan Co., Ltd.
Korean translation rights © 2025 by Jisang Publishing Co.
Korean translation rights arranged with Shinkoh Igaku Shuppan Co., Ltd., Tokyo
through EntersKorea Co., Ltd. Seoul, Korea

이 책의 한국어판 저작권은 (주)엔터스코리아를 통해 저작권자와 독점 계약한 지상사에 있습니다.
저작권법에 의하여 한국 내에서 보호를 받는 저작물이므로 무단전재와 무단복제를 금합니다.

처방구조에 기반한
플로차트 한약치료
처방분석 실전 3초룰

2025년 3월 14일 1판1쇄 발행

지은이 니미 마사노리
옮긴이 권승원

발행인 최봉규
발행처 청홍(지상사)
출판등록 1999년 1월 27일 제2017−000074호

주소 서울 용산구 효창원로64길 6(효창동) 일진빌딩 2층
우편번호 04317
전화번호 02)3453−6111 팩시밀리 02)3452−1440
홈페이지 www.cheonghong.com
이메일 c0583@naver.com

한국어판 출판권 ⓒ 청홍(지상사), 2025
ISBN 979−11−91136−34−0 03510

*잘못 만들어진 책은 구입처에서 교환해 드리며, 책값은 뒤표지에 있습니다.

추천사

니미 선생은 "한방은 현대의학의 보완의료로써 의미가 있다"고 생각하며, 실제 한방치료 과정에서 그 반응을 느끼고, 이를 토대로 출판을 거듭하고 있다. 한방약 사용법은 어려운 것이 아니니 더 많이 사용해보며 효과를 확실히 느끼고, 점점 그 실력을 늘려 가길 저자는 바라고 있다. 한방처방은 약재조합의 합산 상태에서 그 사용법이 도출된다고 보는 것이 타당하며, 이것이 현대에도 적용된다. 이 책은 전작《3초만에 아는 한방룰(3秒でわかる漢方ルール)》의 속편으로 현재 시점에서 저자가 처방을 선택하는 방법을 공개해 둔 것이다.

한방처방은 예로부터 전해져 온 경험에서 탄생한 지혜의 결정체로 구성약재를 통해 그 처방의 작용을 어느 정도 예측할 수 있다. 이 책에서는 실제로 저자의 룰을 통해 128종 한방처방(한방엑스제)을 분석한 결과를 왼쪽 페이지에 제시해두었다. 오른쪽 페이지에는 각 처방을 한마디로 표현했을 때 어떤 느낌의 처방인지 기록해 두었으므로, 딱 펼쳤을 때 양 페이지의 내용을 아우르면 각 한방처방의 아웃라인을 잡을 수 있게 되어 있다. 또한 오른쪽 페이지에는 보험적용 적응증(일본 내), 저자의 견해, 원전,《물오약실방함구결(勿誤藥室方函口訣)》의 번역을 게재하여 실제 임상에서 보다 사용하기 편하게 해두었다.《물오약실방함구결》은 막부말부터 메이지시대에 걸쳐 활약하며 최후의 한방의로 알려진 아사다 소하쿠의 명저로 이 책에서 알아듣기 편한 구어로 번역하여 인용한 것은 매우 귀하면서도 실로 대단하게 느껴진다. 실제 임상에서 도움이 되는, 그러면서 한방에 흥미를 가진 사람들도 충분히 즐길 수 있게 구성되어 있다. 이에 이 책을 널리 추천하고 싶다.

사단법인 일본동양의학회 전 회장, 명예회원 **마츠다 구니오**

들어가며

보험적용 세컨드오피니언 외래를 대학병원에서, 일본 최초로 시작한 것이 벌써 15년 전이다. 5년간 영국유학을 하고 뭔가 새로운 것, 사람들에게 도움이 되는 것을 하고 싶었다. 그래서 그 당시 전혀 사람들이 인식하고 있지 않은, 그리고 장래성도 보장되지 않았던 세컨드오피니언을 시작했다. 환자 한 분당 1시간씩 주 10명 이상을 만났다. 영역을 불문하고 모두 만났다. 특정 분야의 전문가에서 조금은 다양한 질환에 흥미를 가진 의사로 변모했던 순간이었다. 많은 사람의 괴로움을 듣다보니, 현대의료의 한계가 조금씩 보였다. 그때, 한방을 만났다. 먼저 보험적용이 된다는 당연한 사실에 주목했다. 곧 우리 서양의가 좋은 가격으로 사용할 수 있다는 것이었다. 그리고 우선 우리 가족에게 사용해보니, 뭔가 운이 좋은 것인지, 이른바 '초심자의 행운(Beginner's Luck)'이었는지, 가족 전원이 한방의 힘에 감동했다.

이후 전력을 다해 한방을 공부하기 시작했다. 여러 책을 탐독했다. 다양한 공부회에 나갔다. 그런데도 공부를 하면 할수록 한방이란 세계의 혼돈, 불합리, 부정합, 모순이 눈에 띄었다. 이 이상 한방을 공부해서 나 스스로 학문으로써 의료의 일부로써 활용할 수 있을 것인가라는 생각이 들며 방황하던 때, 운 좋게 마츠다 구니오 선생을 만났다. 그리고 운좋게 마츠다 구니오 선생의 클리닉이 근무처 가까이에 있다는 것을 알았다. 이후 또 운이 좋게도 금요일 오전마다 견학을 할 수 있게 되었다. 마츠다 구니오 선생으로부터 다양한 이야기를 듣게 되면서 안개가 걷히는듯한 느낌이 들었다. 그리고 마츠다 구니오 선생에게 대학에서의 고전강의를 부탁드려 고전을 공부할 기회를 얻었다. 그것도 최고의 강사에게 말이다. 나는 정말 행복한 사람이라는 생각이 들었다.

내 머릿 속에서 한방의 안개가 걷힌 것은 내 머릿 속에 뭔가 논리적 사고가 가능해졌기 때문이다. 물론 그것은 마츠다 구니오 선생의 길디 긴 임상 경험과 마츠다 구니오 선생이 오츠카 케이세츠 선생에게서 직접 교시 받은 정수를 전수받았기 때문이다. 그러면서 나 나름의 한방월드가 구성되었다. 물론, 앞으로 내가 한방과 관련된 경험이 깊어지면 깊어질수록 지금의 한방월드가 변화해 갈 것은 분명하다. 그리고 공부해야 한다는 것은 나 자신이 몇 살이 되더라도 변화하지 않으면 부패화하고 말 것이기 때문이기도 하다. 그럼에도 지금 이 순간 나만의 논리적 구성을 한 번 써내려 본다. 우리들은 보험의 영향하에 있는 의사들이기 때문에 우선적으로 보험적용이 되는 148종의 한방약과 연고약인 자운고를 기억해야 한다. 한방약은 제조회사에 따라 미묘히 약재량이 다르다. 따라서 129종의 보험적용 한방약을 취급하고 있는 쯔무라 제품을 기준으로 삼아 이 책을 서술했다. 그리고 과거의 경험을 정리한 책은 꽤 있다. 한방은 책마다 각자의 상황에 맞는 다양한 상황을 이야기한다고들 한다. 모든 책의 내용에 정합성을 맞추는 것은 그렇기 때문에 기본적으로 무리가 있다. 그래서 정합성을 맞출 저본(底本)으로는 아키바 테츠오 선생의 《활용자재의 처방해설(活用自在の処方解説)》을 선택했다. 아키바 선생의 책이 옛 사람들의 경험을 정리해둔 것이라면, 그 결과에 약재 수준에서 자동적으로 적용될 만한 룰을 만드는 것이 가능하지 않을까라는 장대한 계획이었다. 그 기본 방침을 공개한 것이 《3초만에 아는 한방룰》로 이 책은 그 3초룰로 쯔무라 128처방을 분석한 것이다. 그리고 한방의 경험을 공평하게 잘 기록해둔 명저, 아사다 소하쿠 선생의 《물오약실방함구결》을 발췌하여 저자 나름 현대어역을 하여 수록했다.

구성약재를 통해 이해하는 것만으로 이 정도의 정보가 유도가능하다는 것을 이해해주길 바라는 것이 이 책의 원 출간의도이다. 한방약은 약재조합 합산의 지혜라는 것이 현재 내가 내린 결론이다. 그렇다면 구성약재를 통해 각 한방처방의 개괄을 어느 정도 추측할 수 있을 것이다. 경험이 도출해 낸 그런 지혜를 구성약재를 통한 공식으로 표현하는 것이 어느 정도는 가능했다. 이 책이 여러분이 새로운 사고방식을 여는데 도움이 되고, 공부에 일조하며, 그리고 또 다른 사고방식의 예시 중 하나가 되면 좋겠다.

니미 마사노리

부언

온갖 최신의료 기술을 적용해도 힘들어하는 환자를 진찰할 때, 나는 '일단 플라세보 효과라도 좋다'라고 생각하며 한방약을 사용하고 있다. 최근, '명의는?'이라는 질문을 받으면 '최소한의 침습으로 치료할 수 있는 의사'라고 답하고 있다. 이런 측면에서는 플라세보 효과를 보다 잘 사용하며, 그것을 증강시키는 의사라도 대단한 것이다. 한방을 많이 처방하다 보면 기적을 경험하기도 한다. 그럴 때 겸허하게 플라세보 효과였을지도 모른다고 자문(自問)해보는 것도 중요하다. 그리고 '역시 한방이 효과가 있었던 것이다'라고 납득할 수 있을 때가 한방의 대단함을 체감할 수 있는 순간일 것이다.

역자의 말

"한의치료의 꽃은 한약치료다."

어느덧 17년차 한의사가 된 나 자신의 오랜 그리고 깊은 신념이다. 하지만, 임상현장을 보면 이 꽃이 시들기 시작한지 오래인 것 같다. 이 꽃이 만개해 있다면 일상적인 환자들의 호소부터 정말 낫기 어려운 난치질환의 증상에까지 한약치료가 두루두루 활용되어야만 할텐데, 현실은 정말 극히 일부 영역에서만 한약치료가 활용되고 있기 때문이다.

그 배경에는 제도적 측면의 한계, 그로 인해 파생된 수요의 감소가 분명 존재한다. 그리고 뭔가 한약처방은 쉽지 않다는 한의사 자신이 세워둔 마음의 장벽, 이것이 현재 상황의 결정타가 되고 있다고 본다. 이는 한약처방이 필요한 환자에게도 적극적인 권유를 하기 어렵게 만들며, 그 결과 한약처방을 많이 해보지 못한 한의사는 점차 한약치료를 활용하지 않는 상황을 만들고 있는 것이다.

이런 상황을 극복해보고자 2015년 《간단 한방처방(청홍)》을 필두로 《간단 한방철칙(2015년, 청홍)》, 《플로차트 한약치료(2017년, 청홍)》, 《플로차트 한약치료2(2019년, 청홍)》, 《플로차트 정형외과 한약(2024년, 청홍)》까지 플로차트 한방약치료를 창시한 니미 마사노리 선생의 책을 번역하여 국내에 소개해왔다.

앞으로도 니미 선생이 출간해 소개하고 있는 다른 분야의 플로차트도 소개해 가겠지만, 이는 모두 하나의 예시를 제안하는 것에 불과하다. 니미 선생도 본인의 책마다 언급하지만, 지금 출간된 플로차트는 현재, 그리고 니미 마사노리라는 한 의사의 의견에 불과하며 이를 각자가 자신의 상황에 맞게 개정하여 사용할 수 있어야 한다. 그런 취지에서 나 역시도 국내 엑스제 현황과 임상현장을 고려하여 국내판《플로차트 한약치료》를 한의사 커뮤니티 메디스트림에서 온라인 강의를 진행하고 있다. 하지만 이 역시도 현재, 권승원이라는 한 한의사의 의견에 불과한 것이다.

그래서 이번에는 이 플로차트가 작성된 원리, 더 나아가 플로차트 작성자가 한약처방을 분석하는 방법, 그 눈을 소개하고 싶었다. 그래서 이 책을 번역하여 출간했다. 사실 이 책은 2016년 이미 출간된 것이다. 니미 선생도 다른 의사들에게 자신의 처방분석법을 공개한다는 차원에서《3초만에 아는 한방룰》을 먼저 출간했고, 이 책을 그 속편으로 출간했다. 두 권 모두 번역 출간하는 것이 좋겠지만, 속편인 이 책이《3초만에 아는 한방룰》의 내용을 모두 수록하며 128처방 분석의 예시를 하나하나 다 제시하고 있다는 측면에서 국내에는 속편인 이 책을 번역하여 소개하기로 했다.

이 책을 통해 니미 마사노리 선생이 한방처방을 분석하는 방법, 바로 그 눈을 한 번 들여다보게 되면, 한국의 각 임상 한의사 자신의 플로차트를 구상해 나가는데 더 큰 도움이 될 것이라 믿는다. 책의 구성에 대한 설명은 저자 본인께서 뒤에 이어질 '이 책의 사용법'에 너무도 자세히 해두었으므로 역자인 나는 이쯤해서 말을 줄이고자 한다.

이 책이 많은 임상한의사들에게 "물고기 잡는 법을 지도하는 역할"을 하길 바라며 내어놓는다. 다시 꽃필 한약치료를 기대하며!

2025년 3월

회기동 연구실에서 역자 **권승원**

차례

128 처방

자운고는 유일하게 일본에서 보험적용이 되고 있는 한방연고이다.
하나오카 세이슈가 창안한 것으로 알려져 있는데, 보험적용 적응증은 '화상'과 '치핵'뿐이지만,
피부질환에 폭넓게 활용할 수 있다.
하나 단점이 있다면, 발랐을 때 끈적끈적하고 자색으로 물드는 느낌이 든다는 것이다.

이 책의 사용법

이 책은 쯔무라 보험적용 한방약 128종을 번호순으로 설명하고 있다. 책을 폈을 때 왼쪽에는 이전에 출간했던 《3초만에 아는 한방룰》에서 자동적으로 도출되는 소견을 나열했다. 구성약재는 온열하는 효과를 지닌 약재(적색), 한랭시키는 약재(청색), 둘 중 어디에도 속하지 않는 약재(흑색)로 나눠 표시했다. 한방약은 약재조합 합산의 지혜로써 그 구성약재를 통해 자동적으로 한방처방의 방향성과 성질을 이해할수 있게 만들어 둔 룰이다. 한방약 활용 경험이 많아지면 구성약재의 성질에서 자연스럽게 한방약의 성질을 이해할 수 있게 될텐데, 이를위해서는 10년 이상 경험이 필요하다고 본다. 그런 귀중한 경험에서만얻을 수 있는 비결을 룰로써 공개했다. 이 룰은 나 자신의 긴 경험과마츠다 구니오 선생이 8년간 교시해 주신 내용을 집대성한 것이다. 이런 방법도 있다고 이해해 주시고, 그대로 저자의 룰을 이용해도 좋고, 이 룰을 스스로 자기만의 방식으로 변경해도 OK, 이것을 힌트 삼아자신만의 독자적인 룰을 만들어도 대단하다고 보며, 기억력에 자신이있다면 모두 머리에 기억해 두는 방법도 활용하면 좋겠다. 중요한 것은 서양의학적 치료로 낫지 않는 호소를 가지고 있는 환자, 서양의학적으로는 병이 아니라는 소견을 들은 사람들, 서양의학적 치료로 편해졌지만, 더욱 더 편해지고 싶어 하는 환자에게 보험적용 한방 엑스제를 사용할 때 처방선택의 힌트가 되었으면 좋겠다.

구성약재를 통해 자동적으로 유추해 가는 상세한 방법은 《3초만에아는 한방룰》을 참조해 주길 바란다. 여러분의 편의를 위해 이 책의권두에 룰을 게재해 두었다. 가장 중요한 것은 한방15분류차트로, 함유된 약재구성을 통해 한방약을 대략 15종류로 나누는 방법이다. 한방약은 약재조합 합산의 지혜로써 복수로 분류되는 경우도 당연히 존재할 것이다. 이 책을 손에 넣은 분들은 우선 대표적인 15종류의 한방약을 통해 15분류차트를 머리 속에 넣어두고 처방분석을 하면 일단 이해가 쉬워질 것이다. 그리고 보다 깊은 이해를 하기 위해서는 허실, 한열, 기혈수, 복진, 육병위를을 체계적으로 이해하기 위한 도구로써 이용하길 바란다. 육병위를을 통해서는 자연스럽게 설진과 맥진의 개략적인 내용을 추측할 수 있다. 소양병기 설진은 알기 쉽게 두꺼운 백태로 적어두었는데, 한방약에 따라 황태가 나타나는 경우도 드물게 있으므로 그런 상황에 대해서는 본문에 수록해 두었다.

오른쪽 페이지에는 보험적용 병명을 기재했다. 우리는 보험적용에 영향을 받기 때문에 보험적용이 되는 질환명에 맞춰 투여할 필요가 있다. 하지만, 보험적용병명이 꼭 주증상일 필요는 없다. 한방약은 몸 전체를 치료하므로 어딘가라도 환자의 호소가 있기만 하다면 보험적용 사용이 가능하다. 그리고 보험적용 병명 이외에도 치료될 가능성이 있는 병명도 추가 기재해 두었다.

그리고 3초룰을 따르면 어떻게 자동적으로 처방의 성격을 이해할수 있는 가를 설명하고, 전형적인 환자상을 누구라도 간단히 이미지화할 수 있게 해두었다. 또한 공간 여유가 있을 때는 코멘트를 추가로 기록을 했다.

원전은 마츠다 구니오 선생의 고전강의를 참고하여 내가 조사한 것도 있고, 다른 서적과 다른 경우도 있다. 그 처방이 등장한 시대가 대략 어느 정도이다 정도로 이해해 주면 좋겠다. 《물오약실방함구결》은 젊은 시절 다이쇼 텐노와 프랑스 공사 롯슈의 생명을 구한 것으로도 알려진 아사다 소하쿠(1815~1894)가 쓴 책으로 에도 말기부터 메이지 초기에 어떤 한방약이 어떻게 사용되었는지를 알기에 좋은 책이다. 유파에 상관없이 사용되어 온 한방약을 열거하고 있다. 이 책에서는 처방선택에 참고가 되는 부분이나 흥미를 가질만한 부분을 발췌하여 가능한 현대어풍으로 번역하였는데, 그것을 비역(飛譯)이라 칭해 두었다. 하지만 한자가 나열된 부분은 과감히 그대로 둔 부분도 있다. 정확한 현대어역이 어려울 때는 그대로 두는 편이 더 알아보기 쉽기 때문이다. 그리고 앞에는 《물오약실방함구결》에도 등장하는 한방용어의 현대해석과 처방선택의 힌트가 되는 상태를 가리킨 한자용어를 해설해두었다. 《물오약실방함구결》에 흥미를 가지고 있는 분들이 있다면 제대로 된 번역서나 원문을 한 번 읽어보길 추천한다. 원문은 웹사이트 등에도 공개되어 있다.

아사다 소하쿠가 작성해 둔 고래(古來) 지혜의 집적인 《물오약실방함구결》과 내가 구성약재에서 도출한 3초룰이 꽤나 상관관계를 보이는 것을 한 번쯤 여러분들이 체감해 보는 것도 좋겠다.

한방 15분류 차트

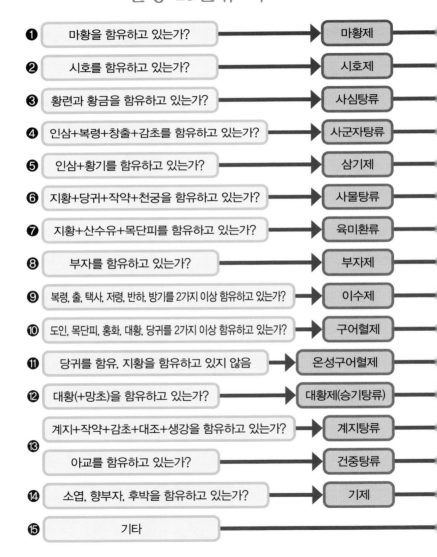

① 마황을 함유하고 있는가? → 마황제

② 시호를 함유하고 있는가? → 시호제

③ 황련과 황금을 함유하고 있는가? → 사심탕류

④ 인삼+복령+창출+감초를 함유하고 있는가? → 사군자탕류

⑤ 인삼+황기를 함유하고 있는가? → 삼기제

⑥ 지황+당귀+작약+천궁을 함유하고 있는가? → 사물탕류

⑦ 지황+산수유+목단피를 함유하고 있는가? → 육미환류

⑧ 부자를 함유하고 있는가? → 부자제

⑨ 복령, 출, 택사, 저령, 반하, 방기를 2가지 이상 함유하고 있는가? → 이수제

⑩ 도인, 목단피, 홍화, 대황, 당귀를 2가지 이상 함유하고 있는가? → 구어혈제

⑪ 당귀를 함유, 지황을 함유하고 있지 않음 → 온성구어혈제

⑫ 대황(+망초)을 함유하고 있는가? → 대황제(승기탕류)

⑬ 계지+작약+감초+대조+생강을 함유하고 있는가? → 계지탕류

아교를 함유하고 있는가? → 건중탕류

⑭ 소엽, 향부자, 후박을 함유하고 있는가? → 기제

⑮ 기타

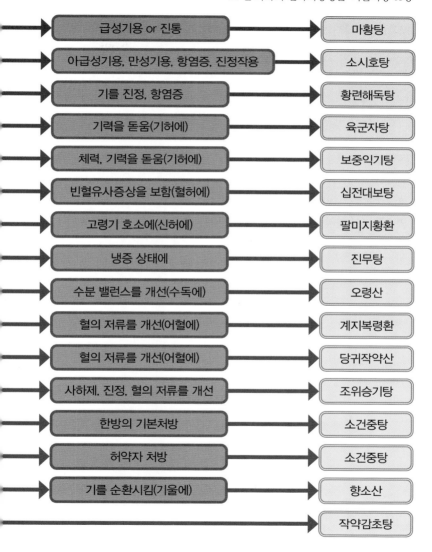

급성기용 or 진통	마황탕
아급성기용, 만성기용, 항염증, 진정작용	소시호탕
기를 진정, 항염증	황련해독탕
기력을 돋움(기허에)	육군자탕
체력, 기력을 돋움(기허에)	보중익기탕
빈혈유사증상을 보함(혈허에)	십전대보탕
고령기 호소에(신허에)	팔미지황환
냉증 상태에	진무탕
수분 밸런스를 개선(수독에)	오령산
혈의 저류를 개선(어혈에)	계지복령환
혈의 저류를 개선(어혈에)	당귀작약산
사하제, 진정, 혈의 저류를 개선	조위승기탕
한방의 기본처방	소건중탕
허약자 처방	소건중탕
기를 순환시킴(기울에)	향소산
	작약감초탕

허실률

모던한방에서는 마황을 복용할 수 있는지를 가지고 실증과 허증을 결정한다. 허증, 실증은 상대적인 것이지만, 그 대략적인 기준을 결정하는 디지털적 감각을 기르는 법칙에 해당한다. 간이판은 7가지 약재 유무를 토대로, 정밀판은 14가지 약재 유무를 토대로 허실을 추측하도록 만들어 두었다. 90% 이상의 보험적용 한방엑스제 처방이 이 법칙에 정합성을 보인다.

7가지 약재로 결정 (간이판)

실증용 약재(+1점) : 마황, 황련, 황금

허증용 약재(−1점) : 부자, 당귀, 인삼, 교이

기본처방 15종에 대입해 보면

0 < 실증	2점	황련해독탕
	1점	마황탕
0 = 중간	0점	소시호탕, 오령산, 계지복령환, 조위승기탕, 향소산, 작약감초탕
0 > 허증	−1점	육군자탕, 당귀작약산, 소건중탕, 진무탕, 팔미지황환
	−2점	보중익기탕, 십전대보탕

14가지 약재로 결정 (정밀판)

실증용 약재(+2점) : 마황

실증용 약재(+1점) : 황련, 황금, 석고, 망초, 대황, 도인

허증용 약재(−0.5점) : 계피

허증용 약재(−1점) : 부자, 당귀, 인삼, 교이, 건강, 황기

한열룰

약재의 온(溫), 평(平), 한(寒)을 모두 기억하자는 것은 좋은 방책이 아니다. 첫 번째 스텝에서 강력히 한랭시키는 약재인 석고 또는 황련이 있다면, 한랭시키는 한방약이다. 또한 강력히 온열하는 약재인 건강 또는 부자가 있다면 온열하는 한방약으로 판단한다. 두 번째 스텝에서는 한랭시키는 약재인 황금, 지황, 대황의 개수와 온열하는 약재인 계피, 인삼, 당귀의 숫자를 비교하여 대략적으로 한방약의 한열을 추측할 수 있다.

1st step : 다음 약재를 함유하고 있는가?

한 석고, 황련

온 건강, 부자

* 황련탕과 반하사심탕은 건강과 황련이 모두 있어 중간에 해당

2nd step : 1st step에 해당되는 내용이 없을 경우

한 황금, 지황, 대황

온 계피, 인삼, 당귀

* 한과 온에 각각 해당하는 약재의 숫자가 같으면 중간에 해당

기혈수(氣血水)룰

❶ 우선 혈과 관련이 있는 약재를 기억해두자. 혈허(血虛)에 유효한 사물탕의 구성약재인 당귀, 작약, 천궁, 지황과 구어혈 효과를 가진 약재인 목단피, 도인, 홍화, 대황을 기억해두면 충분하겠다. 혈→기→수 순으로 생각해보면 된다. 기와 수는 이 뒤에 기억하면 된다.

 지황, 천궁, 도인, 목단피, 홍화, 당귀, 대황

 인삼, 계피, 맥문동, 황련, 산치자, 소엽, 향부자, 후박, 시호, 조구등, 원지, 산조인

 창출, 백출, 저령, 택사, 반하, 황기, 방기, 의이인, 오미자, 세신, 행인, 건강, 석고

❷ 상기 내용 중 해당되는 약재가 함유되어 있지 않을 때, 이하를 고려하면 된다.

🩸혈 작약, 🟢기 마황, 감초, 복령, ⚫수 진피, 길경, 복령

기역, 기울, 기허, 혈허, 어혈, 수독률

기역 (氣逆)	계피, 맥문동+반하, 황련, 산치자, 조구등이 유효한 상태	황련해독탕
기울 (氣鬱)	소엽, 향부자, 후박이 유효한 상태	향소산
기허 (氣虛)	삼기제(인삼+황기) 또는 사군자탕류(인삼, 복령, 감초, 창출)가 유효한 상태	보중익기탕 십전대보탕 육군자탕
혈허 (血虛)	사물탕(당귀+작약+천궁+지황)이 유효한 상태	십전대보탕
어혈 (瘀血)	도인,2 목단피, 홍화, 대황, 당귀 중 2가지 이상을 함유한 한방약이 유효한 상태	계지복령환
	당귀가 있으며 지황은 없는 한방약으로 증상이 해결되어 유효한 상태	당귀작약산
수독 (水毒) (광의의 이수제가 효과를 내는 상태)	수독은 복령, 출(창출 또는 백출), 택사, 저령, 반하, 방기 중 2가지 이상을 함유한 한방약이 유효한 상태	
	⊙이수제 (소변량이 증가하며 수분 밸런스를 개선) 복령, 출, 저령, 택사, 마황 등	오령산 당귀작약산 진무탕
	⊙구수제 (소변량의 증가와 관계없이 수분 밸런스를 개선) 진피, 반하, 황기, 방기, 의이인 등	육군자탕
	⊙거담, 진해제 (수분 밸런스를 개선하여 가래와 기침을 치료) 길경, 오미자, 세신, 행인 등	마황탕

육병위률

❶진무탕, 마황부자세신탕

↓ No

❷백호가인삼탕, 인진호탕
❸대황+망초를 함유

↓ No

❹도인, 목단피, 홍화, 대황, 천골을 2개 이상 함유
❺시호, 황련, 황금, 석고, 저령, 조구등, 황백, 의이인, 모려, 길경,
후박, 맥문동, 진피를 함유

↓ No

❻계지탕을 함유
❼마황, 향부자, 갈근을 함유

↓ No

❽대황감초탕
❾작약 5g 이상
❿당귀, 인삼, 지황, 건강, 오수유, 산조인, 황기, 교이를 함유

↓ No

⓫소양병　오령산

⓬예외　※예외에 해당할 경우, 그대로 패스하고

❸통도산, 방풍통성산
❺자음지보탕, 월비가출탕, 당귀탕, 온경탕, 소경활혈탕,
❻당귀사역가오수유생강탕, 계지가작약탕, 황기건중탕,

26

※적색으로 표기된 한방약은 기본처방 15종에 해당하는 처방이다.
※육병위 분류는 아키바 테츠오의 '활용자재의 처방해설(活用自在の処方解説)'을 차용

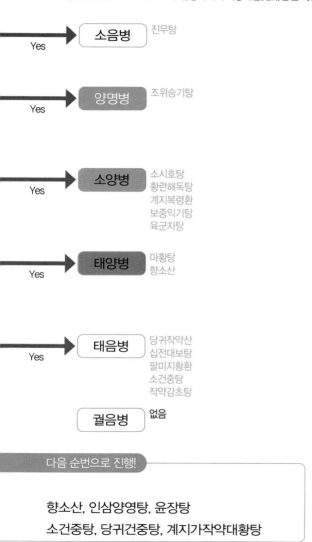

Yes →	소음병	진무탕
Yes →	양명병	조위승기탕
Yes →	소양병	소시호탕 황련해독탕 계지복령환 보중익기탕 육군자탕
Yes →	태양병	마황탕 향소산
Yes →	태음병	당귀작약산 십전대보탕 팔미지황환 소건중탕 작약감초탕
	궐음병	없음

다음 순번으로 진행!

향소산, 인삼양영탕, 윤장탕
소건중탕, 당귀건중탕, 계지가작약대황탕

27

설진룰

병기(육병위)	설진소견	기본처방 15종
태양병(太陽病)	없음	마황탕, 향소산
소양병(少陽病)	두꺼운 백태	소청룡탕, 황련해독탕 오령산, 계지복령환 보중익기탕, 육군자탕
양명병(陽明病)	두꺼운 황태	조위승기탕
태음병(太陰病)	얇은 백태	당귀작약산, 십전대보탕 팔미지황환, 소건중탕 작약감초탕
소음병(少陰病)	더욱 얇은 백태	진무탕
궐음병(厥陰病)	없음	없음

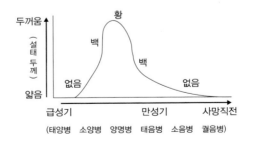

28

맥진률

병기(육병위)		맥진소견	기본처방 15종
태양병 (太陽病)	실증(實證)	피부표면에서 크게 촉지됨(부긴 [浮緊])	마황탕
	허증(虛證)	피부표면에서 작게 촉지됨(부약 [浮弱])	향소산
소양병(少陽病)		피부중간에서 촉지됨(현 [弦])	소시호탕 황련해독탕 오령산 계지복령환 보중익기탕 육군자탕
양명병(陽明病)		피부 속에서 크게 촉지됨(침실 [沈實])	조위승기탕
태음병(太陰病)		피부 속에서 작게 촉지됨(침약 [沈弱])	당귀작약산 십전대보탕 팔미지황환 소건중탕 작약감초탕
소음병(少陰病)		피부 속에서 더욱 작게 촉지됨(침약 [沈弱])	진무탕
궐음병(厥陰病)		거의 촉지되지 않음	없음

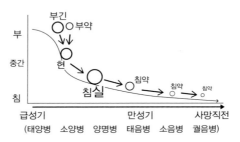

시간 경과에 따라 태양병부터 궐음병을 횡축과 맥이 촉지되는 깊이를 종축으로 표현했다. 부(浮)란 피부표면에서 맥이 촉지되는 것으로 피부에 가볍게 손가락을 가져다 대어도 맥을 촉지할 수 있다. 침(沈)이란 피부에서 깊이 들어간 부위에서 맥이 촉지되는 것이다. 촉진하는 손으로 눌러 보지 않으면 촉지되지 않는 느낌이다. 맥의 크기(단면적)은 O로 표현해 두었다.

처방 방향성

차전자	비뇨기용	4	오림산, 용담사간탕, 우차신기환, 청심연자음
오미자	호흡기용	5	소청룡탕, 청폐탕, 인삼양영탕, 영감강미신하인탕, 청서익기탕
맥문동	호흡기용	10	맥문동탕, 조등산, 자감초탕, 죽여온담탕, 자음지보탕, 자음강화탕, 신이청폐탕, 온경탕, 청심연자음, 청서익기탕
진피	소화기용	24	반하백출천마탕, 보중익기탕, 육군자탕, 조등산, 소경활혈탕, 오적산, 삼소음, 복령음, 향소산, 평위산, 이진탕, 억간산가진피반하, 신비탕, 이출탕, 청폐탕, 죽여온담탕, 자음지보탕, 자음강화탕, 통도산, 인삼양영탕, 위령탕, 복령음합반하후박탕, 계비탕, 청서익기탕
형개	피부용	8	십미패독탕, 소풍산, 형개연교탕, 청상방풍탕, 치두창일방, 방풍통성산, 당귀음자, 천궁다조산

연교	피부용	8	형개연교탕, 시호청간탕, 청상방풍탕, 치두창일방, 방풍통성산
길경	배농작용	12	십미패독탕, 형개연교탕, 청상방풍탕, 방풍통성산, 오적산, 삼소음, 시호청간탕, 청폐탕, 죽여온담탕, 소시호탕가길경석고, 배농산급탕, 길경탕
신이	이비인후과용	2	갈근탕가천궁신이, 신이청폐탕
인진호	황달용	2	인진오령산, 인진호탕
마자인	사하제	3	윤장탕, 자감초탕, 마자인환
의이인	항염증작용	3	의이인탕, 마행의감탕, 계지복령환가의이인
산초	복부팽만, 통증	2	대건중탕, 당귀탕
아교	지혈	5	저령탕, 자감초탕, 궁귀교애탕, 온경탕, 저령탕합사물탕
원지	기를 진정	3	귀비탕, 인삼양영탕, 가미귀비탕
조구등	기를 진정	4	칠물강하탕, 조등산, 억간산, 억간산가진피반하

용골	기를 진정	2	시호가용골모려탕 계지가용골모려탕
모려	기를 진정	4	안중산, 시호계지건강탕, 시호가용골모려탕, 계지가용골모려탕
산조인	쾌면유도	3	산조인탕, 가미귀비탕, 귀비탕
세신	진통	5	소청룡탕, 마황부자세신탕, 당귀사역가오수유생강탕, 입효산, 영감강미신하인탕
방기	진통	3	방기황기탕, 목방기탕, 소경활혈탕
오수유	온열진통	3	오수유탕, 당귀사역가오수유생강탕, 온경탕
고삼	여분의 열을 식힘	2	소풍산, 삼물황금탕
지모	청량작용	6	백호가인삼탕, 산조인탕, 자음지보탕, 자음강화탕, 신이청폐탕, 소풍산
갈근	진통	4	갈근탕, 갈근탕가천궁신이, 승마갈근탕, 삼소음

분류차트와 처방 방향성 모두 해당사항이 없는 처방
건강 O : 황련탕, 계지인삼탕, 인삼탕
건강 X : 작약감초탕, 감맥대조탕

한방용어 현대해석

복력(腹力)	복부 피부와 피하조직의 긴장도
흉협고만(胸脇苦滿)	늑골궁하 압통
심하비경(心下痞硬)	명치부 압통
소복경만(小腹硬滿)	하복부 압통
소복불인(小腹不仁)	하복부 근력긴장저하
복직근연급	복직근이 단단함
심하진수음(心下振水音)	명치부의 수분저류음
기역(氣逆)	쉽게 상처입는 상태
기울(氣鬱)	울적한 기분
기허(氣虛)	기력이 없는 상태
혈허(血虛)	빈혈, 영양장애
어혈(瘀血)	오래된 혈의 저류
수독(水毒)	수분 언밸런스
신허(腎虛)	고령자의 다양한 호소
맥이 중간	맥이 얕지도 깊지도 않게 촉지
허증(虛證)	약한 타입
실증(實證)	튼튼한 타입
구어혈작용	오랜된 혈의 저류를 제거하는 효과
태양병(太陽病)	급성기
소양병(少陽病)	장기화된 상태, 아급성기
양명병(陽明病)	배가 불러 오르며 계류열(稽留熱)
태음병(太陰病)	투병력이 저하된 상태
소음병(少陰病)	투병력이 더욱 저하된 상태
궐음병(厥陰病)	사망직전 상태

3초룰을 대입하면	
약재구성 (7가지)	갈근 4, 대조 3, 마황 3, 감초 2, 계피 2, 작약 2, 생강 2
15분류 차트	마황제❶ (급성기용 또는 진통) 계지탕류⓭ (한방의 기본처방)
처방 방향성	진통 (갈근, 마황)
허실	실증용 (간이판 1.0) 정밀판 1.5
한열	❷온열 (계피)
기혈수	❶기 (계피)
기역, 기울, 기허, 혈허, 어혈, 수독	기역 (계피)
복진	없음
육병위	태양병 (❼마황) ┌─▶ 설진 소견 없음 └─▶ 부긴맥(浮緊脈)

왼쪽 세로축 위: 한방 전문의 레벨 / 아래: 달인 레벨

모든 통증, 땀이 나지 않는 감기에는 갈근탕으로 OK!

보험적용병명, 병태

자연발한이 없이 두통, 발열, 오한, 어깨결림 등을 동반한 비교적 체력이 좋은 사람의 다음 상황: 감기, 코감기, 열성질환 초기, 염증성질환(결막염, 각막염, 중이염, 편도염, 유선염, 림프염), 어깨결림, 상반신 신경통, 두드러기

이런 증상에도

관절통, 요통, 낙침, 급성장염

룰을 통해 유추해 볼 수 있는 전형적인 환자상

약재의 방향성 측면에서 갈근이 함유되어 있으므로 진통작용이 있음을 알수 있다. 허실 스코어 상 약간 튼튼한 타입(실증)용 처방임을 알 수 있다. 계피가 함유되어 있으므로 정신적으로 쉽게 상처를 입는 상태(기역)에도 유효하며 얼굴은 약간 붉을 수도 있다. 특징적인 복진 소견은 없다. 복벽(服壁) 긴장도(복력)는 약간 단단하며, 적어도 연약하지는 않다. 오히려 명치부 수분저류음(심하진수음)이 있다면 마황제 금기증에 해당한다. 항배부(項背部)가 굳어져 있는 것은 물오약실방함구결(勿誤藥室方函口訣)에도 그 기록이 있으며, 처방선택 시 1가지 힌트가 된다. 마황제로써 진통, 해열작용을 기대해 볼 수 있다. 기본적으로는 급성기에 사용할 수 있는 한방약이며 태양병용이다.

원전

'상한론(傷寒論, 3세기)' 장중경 (張仲景, 150 ?~219)

물오약실방함구결(勿誤藥室方函口訣) 발췌, 비역(飛譯)

갈근탕을 외인성 질환(외감)의 항배부 결림이 있을 때 사용하는 것은 오척동자도 알고 있는 사실이지만 이 고방의 사용법은 매우 다양하다. 장년층이 어깨결림이 있으면서 명치부가 쿡쿡 찌르듯 아프거나 하는 경우, 이 처방으로 땀을 내게 되면 그 증상을 잊게 된다. 또한 독활과 지황을 가하여 산후 파상풍의 가벼운 상태(산후유중풍)를 치료한다. 또한 창출과 부자를 가하여 견비통을 치료한다. 천궁과 대황을 가하여 부비동염 유사 증상이나 눈과 코의 통증을 치료한다. 또한, 형개와 연교를 가하면 성감염증이나 매독으로 인한 습진을 치료하는 등도 가능하여, 치료 범위가 매우 넓다.

3초룰을 대입하면	
약재구성 (9가지)	갈근 4, 대조 3, 마황 3, **감초 2**, 계피 2, **작약 2**, 천궁 2, 신이 2, 생강 1
15분류 차트	마황제❶ (급성기용 또는 진통) 계지탕류⓭ (한방의 기본처방)
처방 방향성	이비인후과용 (신이) 진통 (갈근)
허실	실증용 (간이판 1.0) 정밀판 1.5
한열	❷온열 (계피)
기혈수	❶기 (계피), 혈 (천궁)
기역, 기울, 기허, 혈허, 어혈, 수독	기역 (계피)
복진	없음
육병위	태양병 (❼마황) ┌─▶ 설진 소견 없음 └─▶ 부긴맥(浮緊脈)

한방전문의 레벨

달인 레벨

축농증이면서 마황을 복용할 수 있다면 갈근탕가천궁신이

보험적용병명, 병태
코막힘, 축농증, 만성비염

이런 증상에도
후비루, 만성중이염, CPAP을 적용하면 불편해하는 수면시 무호흡

룰을 통해 유추해 볼 수 있는 전형적인 환자상
갈근탕가천궁신이는 갈근탕에 천궁과 신이라는 2가지 약재를 추가한 처방이다. 약재 방향성 측면에서 신이가 있으면 이비인후과용, 갈근이 포함되어 있으므로 진통작용(鎭痛作用)이 있음을 알 수 있다. 신이를 함유한 한방약은 갈근탕가천궁신이와 신이청폐탕이 있다. 룰을 통해 도출된 소견은 신이를 통해 알 수 있는 이비인후과용이라는 힌트 이외에는 갈근탕과 동일하다. 곧 허실 스코어 상 약간 튼튼한 타입(실증)용 처방인 것이다. 계피가 있으므로 쉽게 상처 입는 상태(기역)에도 유효하며 얼굴은 약간 붉기도 하다. 특별한 복부소견은 없다. 복벽(服壁) 긴장도(복력)는 약간 단단하며, 적어도 연약하지는 않다.

원포인트 어드바이스
마황을 함유하고 있으므로 급성기용 한방약이며, 실제로 육병위 중에서도 급성기(태양병)용으로 분류할 수 있다. 하지만 축농증 등에 사용할 때는 장기적으로 처방하기도 한다. 태양병이라기 보다는 장기화된 상태(소양병)가 타깃이라 볼 수 있다. 마황제이므로 에페드린에 의한 혈압 상승에는 항상 주의가 필요하다. 갈근탕가천궁신이는 물오약실방함구결(勿誤藥室方函口訣) 상 기록은 없으며, 에도시대 이전에는 천궁과 대황을 추가하여 사용한 것으로 기록되어 있다. 메이지시대 이후 대황 대신 신이를 사용한 것 같다.

원전
원전미상. 메이지 시대 이후 일본에서 창제

물오약실방함구결(勿誤藥室方函口訣) 발췌, 비역(飛譯)
기록없음. 당시에는 부비동염일 때 갈근탕가천궁대황이 사용되었던 것 같다. 그 후 갈근탕가천궁신이가 개발되었다.

3초룰을 대입하면	
약재구성 **(6가지)**	당귀 6, 시호 5, 황금 3, 감초 2, 승마 1, 대황 0.5
15분류 차트	시호제❷, 구어혈제❿, 온성구어혈제⓫, 대황제⓬
처방 방향성	없음

한방 전문의 레벨	**허실**	실증용 (간이판 0.0) 정밀판 1.0
	한열	❷한량 (황금, 대황, 당귀)
	기혈수	❶기 (시호), 혈 (당귀, 대황)
	기역, 기울, 기허, 혈허, 어혈, 수독	어혈 (당귀, 대황)
달인 레벨	**복진**	흉협고만(胸脇苦滿) (시호) 소복경만(小腹硬滿) (당귀, 대황)
	육병위	태양병 (❺시호) ┌→ 백태설(白苔舌) └→ 중간맥(中間脈)

"치질이면 일단 을자탕, 대황제이니 설사 주의"

보험적용병명, 병태
병상이 그다지 격심하지 않고, 체력이 중간 정도이며 쇠약하지 않은 경우의 다음 상황 : 치질

이런 증상에도
변비, 음부양통

룰을 통해 유추해 볼 수 있는 전형적인 환자상
정밀판　허실 점수가 1점으로 체격은 중등도 이상이고, 약간 튼튼한 타입이 전형적이다. 시호를 함유하고 있으므로 복진 상 늑골궁하의 압통(흉협고만)이 나타난다. 그리고 고혈(沽血)의 저류를 제거(구어혈)하는 작용이 있는 당귀와 대황이 함유되어 있으므로 어혈에 관한 효과도 강한 한방약이라 이해할 수 있다. 따라서 복부소견으로 하복부압통(소복경만)이 나타나기도 한다.

원포인트 어드바이스
시호와 황금을 함유하면 통상 처방에 '시(柴)' 자가 붙지만, 을자탕은 예외이다. 시호와 황금에는 진정작용이 있기 때문에 물오약실방함구결(勿誤藥室方函口訣)에도 '마음이 진정되지 않는 것을 치료한다'고 되어 있다. 승마는 탈항 등을 끌어올리는(승제) 작용이 있다는 의견도 있으나, 물오약실방함구결에는 서각 대용으로 지혈효과를 기대해 볼 수 있다고 기재되어 있다.

원전
'하라난요경험방(原南陽經驗方)' 하라난요(原南陽, 1753~1820)

물오약실방함구결(勿誤藥室方函口訣) 발췌, 비역(飛譯)
을자탕은 하라난요가 만든 것으로 치질, 탈항이 있으면서 통증이 극심하며 음부 소양감을 동반한 경우나 마음이 진정되지 않는 경우를 치료한다. 난요는 시호와 승마를 승제(끌어올림)의 의미로 사용했으나, 아무래도 열을 식히기 위해 사용한 것으로 이해하는 편이 낫겠다. 승마는 예로부터 서각의 대용품으로써 사용되어 왔고 지혈효과가 있다. 이 처방은 감초를 다량 사용하지 않으면 효과가 없다.

5 안중산

3초룰을 대입하면	
약재구성 (7가지)	계피 4, 현호색 3, 모려 3, 회향 1.5, 감초 1, 축사 1, 양강 0.5
15분류 차트	없음
처방 방향성	기를 진정시킴 (모려)
허실	허증용 　(간이판　0.0) 　　　　　정밀판　−0.5
한열	❷온열 (계피)
기혈수	❶기 (계피)
기역, 기울, 기허, 혈허, 어혈, 수독	기역 (계피)
복진	대동맥박동 촉지 (모려)
육병위	소양병 (❺시호) ─┌→ 백태설(白苔舌) 　　　　　　└→ 중간맥(中間脈)

옆 세로 레이블: 한방전문의 레벨 / 달인 레벨

위통증을 치료하는 안중산, 현호색은 생리통에도 유효

보험적용병명, 병태
마른 체형이고 복부근육이 이완된 경향이 있으며, 위통 또는 복통이 있는데 때로 가슴쓰림, 트림, 식욕부진, 구역 등을 동반한 다음 상황 : 신경성 위염, 만성위염, 위무력증

이런 증상에도
생리통, 흉통, 입덧

룰을 통해 유추해 볼 수 있는 전형적인 환자상
정밀판　허실 점수가 −0.5점이므로 약간 약한 타입(허증) 경향의 한방약임을 알 수 있다. 모려가 포함되어 있어 기를 진정시키는 작용이 있고, 복진상 대동맥 박동이 현저하게 촉지되는 것이 처방선택의 힌트가 된다.
계피가 들어 있기 때문에 기를 진정시키고, 온열시키는 작용도 있다.

원포인트 어드바이스
안중산은 '위통'이라는 키워드를 지닌 처방이다. 현호색에 진통효과가 있으므로 물오약실방함구결(勿誤藥室方函口訣)에도 기재되어 있듯 부인과 관련 통증에도 유효하다. 꽤 진통효과를 기대해 볼만한 현호색이 엑스제 중에는 신기하게도 안중산에만 함유되어 잇다.
현호색 이외에 회향, 축사, 양강과 4가지 약재가 안중산에서만 사용되고 있다. 또한 물오약실방함구결에도 기록되어 있듯 토하는 사람에서는 대개 무효하다.

원전
'화제국방(和劑局方, 1107)' 진사문(陳師文) 등

물오약실방함구결(勿誤藥室方函口訣) 발췌, 비역(飛譯)
안중산은 세간에 유문협착 등(벽낭[癖囊])의 주약으로 알려져 있지만, 구토가 심한 환자에서는 효과가 나지 않는다. 통증이 심한 경우를 목표로 사용한다. 반복되는 구토(반위[反胃])에 사용할 때도 복통을 목표로 해야만 한다. 또한 부인과적 통증에도 효과가 있다.

3초룰을 대입하면	
약재구성 (10가지)	길경 3, 시호 3, 천궁 3, 복령 3, 독활 1.5, 방풍 1.5, 감초 1, 형개 1, 생강 1, 박속 3
15분류 차트	시호제❷ (아급성기, 만성기용, 항염증, 진정작용)
처방 방향성	배농작용 (길경), 피부용 (형개)
허실	중간용 (간이판 0.0) 정밀판 0.0
한열	❷중간 (해당없음)
기혈수	❶기 (시호), 혈 (천궁)
기역, 기울, 기허, 혈허, 어혈, 수독	없음
복진	흉협고만(胸脇苦滿) (시호)
육병위	소양병 (❺시호) ┬▶ 백태설(白苔舌) (드물게 황태[黃苔]) └▶ 중간맥(中間脈)

(세로 표기) 한방 전문의 레벨 / 달인 레벨

습진과 두드러기의 제1선택약은 십미패독탕

보험적용병명, 병태

화농성피부질환, 급성피부질환 초기, 두드러기, 급성습진, 무좀

이런 증상에도

피부과영역, 유선염, 무좀, 중이염

룰을 통해 유추해 볼 수 있는 전형적인 환자상

정밀판 허실 점수 상 0점으로 중간정도 체형의 환자가 메인 타깃이 된다. 복벽 긴장도는 극단적으로 강하지도 허약하지도 않다. 형개를 함유하고 있으므로 피부질환용임을 알 수 있다. 그리고 길경을 함유하고 있기 때문에 배농작용을 강하게 기대해 볼 수 있다. 복부소견 상 시호가 들어 있으므로 늑골궁하 압통(흉협고만)을 보인다. 시호가 포함되어 있으면 육병위 상 소양병기에 해당하며, 설진 소견은 백태, 맥은 얕지도 깊지도 않게 촉지되는 (중간) 상태로 이해하면 된다.

원포인트 어드바이스

허실 점수가 0점이므로 중간정도 체형의 환자뿐 아니라 오히려 폭넓게 만성 피부질환으로 고생하고 있는 모든 사람들에게 제1선택약이 되는 듯한 느낌이다. 십미패독탕이 유효한 피진은 팽륭진이며 정상부에 황색 농이 잡혀 있는 경우로 일컬어 지는데, 농이 없더라도 만성습진이나 두드러기에 널리 사용된다. 박속은 상수리나무로 알려져 있다. 십미패독탕과 치타박일방에 함유되어 있다. 중국에서는 사용되지 않는 약재 같다. 어느 쪽이든 유효성이 있다면 상관 없다. 전탕약을 쓸 때는 박속을 빼서 처방의 유효성 차이를 조사해보고 싶다.

원전

'하나오카 세이슈 경험방(華岡靑洲經驗方)' 하나오카 세이슈(華岡靑洲, 1760~1835)

물오약실방함구결(勿誤藥室方函口訣) 발췌, 비역(飛譯)

십미패독탕은 하나오카 세이슈가 형방패독산에서 약재를 취사선택한 처방으로 형방패독산 보다 그 힘이 우수하다.

3초룰을 대입하면	
약재구성 (8가지)	지황 6, 산수유 3, 산약 3, 택사 3, 복령 3, 목단피 2.5, 계피 1, 부자 0.5
15분류 차트	육미환류❼ (고령기 호소에) 부자제❽ (냉증 상태에) 이수제❾ (수분 밸런스를 개선)
처방 방향성	없음

한방 전문의 레벨		
	허실	허증용 (간이판 −1.0) 정밀판 −1.5
	한열	❶온열 (부자)
	기혈수	❶기 (계피), 혈 (지황, 목단피), 수 (택사)
	기역, 기울, 기허, 혈허, 어혈, 수독	기역 (계피), 수독 (복령, 택사)

달인 레벨		
	복진	소복불인(小腹不仁) (목단피, 지황, 산수유, 산약, 택사, 복령)
	육병위	태음병 (❿지황) ┬➔ 설 박백태(薄白苔)~특이소견없음 └➔ 침약맥(沈弱脈)

팔미환, 신허에 듣는 처방

보험적용병명, 병태
피로, 권태감이 심하고, 소변감소 또는 빈삭, 갈증이 있고, 손발에 교대로 냉감과 열감이 있는 다음 상황 : 신염, 당뇨병, 음위(陰痿), 좌골신경통, 요통, 각기, 방광염, 전립선비대, 고혈압

이런 증상에도
저림, OAB, 백내장, 이명, 장딴지경련, 노인성 피부소양증, 피부질환, 위통, 두근거림

룰을 통해 유추해 볼 수 있는 전형적인 환자상
정밀판의 허실 점수에서 −1.5, 간이판에서도 −1에 해당한다. 약간 허약한 사람용 한방약임을 알 수 있다. 분류로 따져보면 육미환류이며 부자제고, 이수제이다. 육미환류는 복부진찰 상 하복부 근력긴장저하(소복불인)가 처방 선택의 힌트가 된다. 부자제이므로 냉증에 유효함을 알 수 있다. 그리고 계피가 들어 있기 때문에 정신적으로 쉽게 상처를 입는 상태(기역)에도 유효하다. 이수효과가 있기 때문에 하지 부종에도 유효하다.

원포인트 어드바이스
팔미지황환환이 유효한 상태를 신허라고 생각하면 이해가 쉽다. 초기 고령자 시기의 다양한 호소, 곧 하지저림, 통증, 정력기력저하, 난청, 어지럼, 이명, 빈뇨, 발기부전 등이 신허이다. 그런 호소를 개선하기 위해 만들어진 과거 지혜의 산물이다.

원전 '금궤요락(金匱要略, 3세기)' 장중경 (張仲景, 150 ?∼219)

물오약실방함구결(勿誤藥室方函口訣) 발췌, 비역(飛譯)
팔미환(팔미지황환)은 오로지 하복부를 치료한다. 따라서 소복불인, 소변이 새는 것, 또는 요폐에 사용한다. 또한 손가락으로 눌렀을 때 움푹 들어갔다 회복되지 않는 부종(허종[虛腫])이나 피로함에 동반되는 요통(허로요통) 등에도 효과가 있다. 당뇨병 등에 의한 갈증(소갈[消渴])에는 이 처방이 제일 좋다. 장중경이 한무제(漢武帝)의 소갈을 치료했다는 이야기가 있다. 이 처방은 목단피, 계피, 부자가 가장 중요하다. 제생방에는 우슬과 차전자를 추가한 우차신기환에 대한 기록도 있는데, 이것도 유용하다.

3초룰을 대입하면	
약재구성 (8가지)	시호 6, 반하 4, 황금 3, 작약 3, 대조 3, 지실 2, 생강 1, 대황 1
15분류 차트	시호제❷ (아급성기, 만성기용, 항염증, 진정작용), 대황제⓬ (하제, 진정, 혈의 저류 개선)
처방 방향성	없음

한방전문의 레벨	허실	실증용 (간이판 1.0) 정밀판 2.0
	한열	❷한량 (황금, 대황)
	기혈수	❶기 (시호), 혈 (대황), 수 (반하)
	기역, 기울, 기허, 혈허, 어혈, 수독	없음
달인 레벨	복진	흉협고만(胸脇苦滿) (시호)
	육병위	소양병 (❺시호) ┌─▶ 백태설(白苔舌) (드물게 황태[黃苔]) └─▶ 중간맥(中間脈)

보험적용병명, 병태

비교적 체력이 좋은 사람이면서 변비경향이고 상복부가 불러 올라 힘들며, 이명, 어깨결림 등을 동반한 다음 상황 : 담석증, 담낭염, 황달, 간기능장애, 고혈압, 뇌출혈, 두드러기, 위산과다증, 급성위장염, 오심, 구토, 식욕부진, 치질, 당뇨병, 노이로제, 불면

이런 증상에도

간염, 비만증, 지방간, 고지혈증, 난임, 치핵, 비만, 변비

룰을 통해 유추해 볼 수 있는 전형적인 환자상

분류 차트 상 시호제이면서 대황제임을 알 수 있다. 허실 점수는 정밀판에서 2점으로 튼튼한 타입용이라고 우선 이해할 수 있다. 실증이며 시호를 함유하므로 복진 상 광범위하고 저명한 늑골궁하 압통(흉협고만)을 보이는 것이 처방선택의 힌트가 된다. 변비도 힌트가 된다.

원전

'상한론(傷寒論, 3세기) 금궤요략(金匱要略, 3세기)' 장중경 (張仲景, 150?~219)

물오약실방함구결(勿誤藥室方函口訣) 발췌, 비역(飛譯)

대시호탕은 물론 전형적인 소양병에 사용할 수 있다. 심하급(心下急), 울울미번(鬱鬱微煩)을 처방의 목적으로 삼으며, 간증(癎症)의 울색(鬱塞)에 사용해도 꽤 효과가 있다. 심한 흉협고만(간실[肝 實])에는 매우 효과가 좋다. 대개 좌측~명치부에 걸쳐 뭉쳐있다. 좌측 근육이 구련하며 여기를 만지면 아프고, 대변은 단단한 변비이며 쉽게 분노하는 것이 처방의 목표가 된다. 와다 토카쿠(和田東郭) 일문의 구결에 남녀 모두 빗질을 할 때 머리카락이 빠져 연령에 맞지 않게 모발이 잘 빠지는 상태는 간화가 원인이므로 이 처방이 유효하다. 또한 적리(赤痢) 등의 설사 초기, 발열, 심하비하며 구토할 때, 급히 이 처방을 사용해야만 한다. 또한 아이들의 영양불량증에서 독이 원인인 경우, 이 처방에 당귀를 추가하여 그 기세를 떨어뜨려야 하며, 이후 소시호탕이나 소건중탕으로 처방한다. 또한 인진호를 추가하여 황달을 치료한다. 해인초를 가미하여 회충을 치료하는데 쓰는 등 사용방법이 매우 광범위하다.

3초룰을 대입하면	
약재구성 (7가지)	시호 7, 반하 5, 황금 3, 대조 3, 인삼 3, 감초 2, 생강 1
15분류 차트	시호제❷ (아급성기, 만성기용, 항염증, 진정작용)
처방 방향성	없음
허실	중간용 (간이판 0.0) 정밀판 0.0
한열	❷중간 (인삼, 황금)
기혈수	❶기 (시호, 인삼), 수 (반하)
기역, 기울, 기허, 혈허, 어혈, 수독	없음
복진	흉협고만(胸脇苦滿) (시호)
육병위	소양병 (❺시호) ┌─▶ 백태설(白苔舌) └─▶ 중간맥(中間脈)

(왼쪽 세로 라벨: 한방 전문의 레벨 ↑↓ / 달인 레벨 ↑↓)

인삼 함유 시호제, 일반적인 질환이 장기화될 때

[경 고]
1. 이 처방 투여 중 간질성 폐렴이 발생하였는데 조기에 적절한 처치를 시행하지 않을 경우, 사망 등의 중대한 상황을 맞이할 수 있으므로 환자의 상태를 충분히 관찰하여, 발열, 기침, 호흡곤란, 폐음이상(염발음), 흉부X선 이상 등이 확인될 경우, 즉시 이 처방 투여를 금지할 것.
2. 발열, 기침, 호흡곤란 등이 나타났을 때는 이 처방 복용을 중지하고, 바로 연락하도록 환자에게 주의를 줄 것.

[금기(다음 환자에게는 투여하지 말 것)]
1. 인터페론 제제를 투여 중인 환자
2. 간경변, 간암 환자 [간질성 폐렴이 발생하여 사망 등의 중대한 상황에 이를 수 있음]
3. 만성간염 환자가 간기능 장애를 보이며 혈소판수가 10만/mm3 이하인 경우 [간경변 의심]

보험적용병명, 병태
1. 체력이 중등도이며 윗배가 불러 고통스러우며 설태가 생기고, 구중불쾌감, 식욕부진, 때때로 미열, 오심 등을 보이는 다음 상황 : 각종 급성열성병, 폐렴, 기관지염, 기관지천식, 감기, 림프염, 만성위장장애, 산후회복부전
2. 만성간염 환자의 간기능장애 개선

이런 증상에도
심신증, 인두염, 이하선염, 부비동염, 미각장애, 장기화된 증상, 경과가 긴 증상에는 기본적으로 어떤 질환이더라도 유효, 설통, 두통, 음부소양증, 불면, 소아변비, 장기화된 증상(소양병기)의 경우 다른 한방약 + 소시호탕 같은 방식으로 자주 사용된다.

추가정보
신기하게도 소시호탕이 함유된 시함탕, 시령탕, 시박탕에는 상기 경고문구가 수록되어 있지 않다. 신기하다.

분류 차트로 보면 시호제임을 알 수 있다. 허실 점수는 간이판과 정밀판 모두 0점이기 때문에 전형적인 체격은 중간정도 체형이다. 그리고 힘도 중간정도가 된다. 다만, 허실 점수를 만들 때, 소시호탕이 딱 중간이 되도록 짜놨다고 봐도 무방하다. 시호가 함유되어 있으므로 복부소견에 늑골궁하 압통(흉협고만)이 나오면 사용하기 더 좋다. 흉협고만의 범위는 실증일수록 광범하고 명확해지므로 그 점도 중간 정도라고 이해하면 좋겠다. 여기까지의 내용이 모두 처방선택의 힌트가 된다. 기혈수의 경우, 혈과 관련된 약재가 함유되어 있지 않다. 소양병에서 혀는 백태를 보이며, 맥은 얕지도 깊지도 않게 촉지되는 상태(중간)로 나타난다.

소시호탕은 소양병기의 왕이라 할 수 있다. 소시호탕에 오령산을 추가한 것이 시령탕, 반하후박탕을 추가한 것이 시박방이다. 시호제와의 합방으로서 엑스제가 나와 있는 것은 모두 소시호탕과의 합방이며, 대시호탕과의 합방이 아니다.

소시호탕에는 한방엑스제 중 유일하게 경고사항이 적색으로 첨부문서에 적혀 있다. 그런데 소시호탕과의 합방에 해당하는 시령탕, 시박탕, 시함탕에는 이 경고사항이 적혀 있지 않다. 아무래도 신기한 일이다. 간질성폐렴은 언제나 주의를 기울여야만 할 중대한 부작용이다. 약 복용 후 마른기침이 생겼다면 항상 주의를 기울일 필요가 있다. 하지만 실제로 중증으로 발전하는 빈도는 적다. 복용하기 힘들다고 느낀 환자가 스스로의 판단으로 복용을 중단하기 때문에 표면적으로는 적게 보인다고 말하는 전문가들도 있다. 만약 정말 그렇다면 환자가 복용하고 싶지 않다고 할 때 복용을 중단하게 하는 정도 만으로도 문제가 없는 것 아닐까 생각한다.

소시호탕으로 인한 간질성폐렴은 극히 드물다. 증(證)이 맞다면 부작용이 생기지 않는다고 호언장담하는 의사들도 있지만, 나는 그렇게 생각하지 않는다. '뭔가 이상하다면, 일단 중지'가 내가 주창한 모던캄포의 원칙이다. 어떻게든 부작용 없이 사용하는 것이 중요하기 때문이다.

원전

'상한론(傷寒論, 3세기) 금궤요략(金匱要略, 3세기)' 장중경 (張仲景, 150 ?~219)

물오약실방함구결(勿誤藥室方函口訣) 발췌, 비역(飛譯)

소시호탕 처방선택의 힌트는 오한과 열이 교대로 왕래(왕래한열), 가슴부터 계늑부(季肋部)에까지 걸쳐 충만한 상태이면서 그 부위를 압박하면 압통을 호소하는 것(흉협고만), 그리고 식욕이 없고, 구토, 또한 소리가 잘 들리지 않음(이롱[耳聾])이다. 대체로 이런 증상이 있으면 배가 불러 양명병이라 생각이 들더라도(위실[胃實]의 증후), 시호를 사용해야만 한다. 노의의 설에 '협하와 손발바닥 양쪽에 땀이 나지 않는다면, 위실증이 있더라도 시호를 사용해야만 한다'라고 한 것이 바로 이 의미이다. 대개 이 처방은 양측 옆구리의 위화감과 압통, 연급을 목표로 삼아 치료한다. 흉복부가 아프며, 연급할 때는 소건중탕을 사용하지만, 그래도 낫지 않을 때는 이 처방을 사용한다. 최근 사람들은 병이 체내에 울적(적기[積氣])이 있으면서 풍사에 감촉되고, 열이 리에 가둬지게 되면 반드시 복통이 있다. 이때 침이나 다른 약으로 치료되지 않는다면, 이 처방을 빠르게 사용하여 치료한다. 장중경의 말은 하나도 무시할 수가 없다. 또한 소아가 음식을 먹다 체하고, 외사가 가해진 경우, 또는 말라리아에 걸린 것 같을 때도 이 처방으로 치료한다. 또한 장기간 대변이 나오지 않는 경우는 이 처방으로 어느 정도 배변이 가능하게 할 수 있으며 질환도 호전된다. 횡격막 보다 윗부분(상초)이 화(和)해지면 진액이 통하게 된다는 이치이다. 후세에 소시호탕을 삼금탕이라고 이름 붙이기도 했는데, 이는 발한, 토하를 금하는 경우에 이 처방을 사용할 수 있기 때문이다. 이 처방에 오미자, 건강을 추가하여 풍사가 가슴과 늑골을 치받아 혀에 희미하게 백태가 있고 기침하는 환자에게 사용한다. 관련 치험례는 '본초연의(本草衍義)'의 서례(序例)에 있다. 갈근, 초과, 천화분을 추가하여 말라리아로 기침이 심한 환자에게 사용한다. 와다 토카쿠의 치험례이다. 그 외 오인재(吳仁齋)는 소시호탕 가감법을 서술해 두기도 했다.

추가정보

보험적용 한방약을 1봉지 복용했다가 사망한 사례는 없다. 또한 보험적용 한방약을 임신 시 복용해서 유산이나 조산했다는 보고례도 전무하다. 그 어떤 한방약도 임신 중 안전성은 확립되어 있지 않다고 쓰여져 있다. 난임치료나 유산 방지에 효과를 보이는 당귀작약산에도 동일한 문구가 적혀있다.

3초룰을 대입하면	
약재구성 (9가지)	시호 5, 반하 4, 황금 2, 감초 2, 계피 2, 작약 2, 대조 3, 인삼 2, 생강 1
15분류 차트	시호제❷ (아급성기, 만성기용, 항염증, 진정작용) 계지탕류⓭ (한방의 기본처방)
처방 방향성	없음
허실	허증용 (간이판 0.0) 정밀판 −0.5
한열	❷온열 (계피, 인삼, 황금)
기혈수	❶기 (시호, 계피, 인삼), 수 (반하)
기역, 기울, 기허, 혈허, 어혈, 수독	기역 (계피)
복진	흉협고만(胸脇苦滿) (시호)
육병위	소양병 (❺시호) ┬→ 백태설(白苔舌) └→ 중간맥(中間脈)

왼쪽 세로 레이블: 한방전문의 레벨 ↑↓ / 달인 레벨 ↑↓

+계지탕하여 허증용 처방!
이것이 소시호탕과 시호계지탕의 차이

보험적용병명, 병태

발열하고 땀이 나며 오한하고 신체통, 두통, 구역감이 있는 경우의 다음 상황 : 감기, 유행성감기, 폐렴, 폐결핵 등의 열성질환, 위궤양, 십이지장궤양, 담낭염, 담석, 간기능장애, 췌장염 등의 심하부긴장동통

이런 증상에도

위통, 노이로제, 불면, 도한, 복통, 피부소양증, 설통증, 늑간신경통

룰을 통해 유추해 볼 수 있는 전형적인 환자상

분류 차트 상 시호제, 계지탕류임을 알 수 있다. 정밀판　허실 점수는 −0.5 점이므로 약간 허약자(허증)용에 해당한다. 따라서 복벽의 긴장도도 약간 약한 정도이다. 계피가 있으므로 정신적으로 쉽게 상처를 입는 상태(기역)에도 유효. 두통도 처방선택의 힌트가 된다. 시호제이므로 늑골궁하 압통(흉협고만)이 나타나는데 허증이므로 그 범위가 광범하지는 않다.

원포인트 어드바이스

소시호탕에 계지탕을 추가한 것이 시호계지탕이다. 계지탕이 추가되면 허증용 처방이 되기 때문에 소시호탕 보다 허증용이라고 이해하면 된다. 계지탕에는 작약과 감초가 함유되어 있으므로 복직근연급이 나타나기도 한다. 룰에 따르면 작약이 4g 이상일 때는 특히 이 복진소견이 두드러진다.

원전

'상한론(傷寒論, 3세기) 금궤요략(金匱要略, 3세기)' 장중경 (張仲景, 150 ?~219)

물오약실방함구결(勿誤藥室方函口訣) 발췌, 비역(飛譯)

시호계지탕은 세간에서 감기의 제1선택약으로 일컬어지는데, 사용처가 그 뿐만은 아니다. 명치부가 아프고 종류(腫瘤)가 느껴지는듯한 병태(결흉) 같은 증상을 목표로 사용할 수 있다. 만약 체표에 병태가 있다면 계지를 사용한다. 금궤요략에서는 추울 때 아픈 하복부통(한산복통[寒疝腹痛])에 쓰면 잘 듣는다고 되어 있다. 지금은 산기(疝氣) 부류로 불리는 상태이다. 또한 충수염 수술 전 같은 상태에 복부전체에 경련이 일어나면서 급격한 열은 없을 때 이 처방이 잘 듣는다.

3초룰을 대입하면	
약재구성 (7가지)	시호 6, 황금 3, 괄루근 3, 계피 3, 모려 3, 건강 2, 감초 2
15분류 차트	시호제❷ (아급성기, 만성기용, 항염증, 진정작용)
처방 방향성	기를 진정시킴 (모려)

한방 전문의 레벨	허실	허증용	(간이판 0.0) 정밀판 −0.5
	한열	❶온열 (건강)	
	기혈수	❶기 (시호, 계피), 수 (건강)	
	기역, 기울, 기허, 혈허, 어혈, 수독	기역 (계피)	
달인 레벨	복진	흉협고만(胸脇苦滿) (시호) 대동맥 박동 (모려)	
	육병위	소양병 (❺시호) ┌ ▶ 백태설(白苔舌) 　　　　 └ ▶ 중간맥(中間脈)	

건강 함유 시호제. 따뜻하게 만들어 치료!

보험적용병명, 병태

체력이 약하며, 냉증, 빈혈 경향이고 두근거림, 숨참이 있고 신경이 과민한 다음 상황 : 갱년기장애, 혈도증, 신경증, 불면증

이런 증상에도

감기, 두통, 냉증, 월경불순, 두근거림, 고혈압, 자율신경실조증, 갱년기장애

룰을 통해 유추해 볼 수 있는 전형적인 환자상

정밀판 허실 점수 상 −0.5점이다. 건강이 함유되어 있으므로 강하게 온열시키는 한방약임을 알 수 있다. 모려가 있기 때문에 기를 진정시키는 작용을 예상할 수 있고, 계피가 있기 때문에 정신적으로 쉽게 상처를 입는 상태(기역)에 유효함을 알 수 있다. 복진소견 상 시호가 포함되어 있기 때문에 늑골궁하 압통(흉협고만)을 확인할 수 있으나, 허증이므로 그 정도는 가볍고, 범위도 좁다. 모려가 함유되어 있기 때문에 대동맥 박동이 만져지는 경우가 있다. 소양병기이므로 혀는 백태, 맥은 얕지도 깊지도 않게 촉지되는 상태(중간)이다.

원포인트 어드바이스

시호는 차갑게 식히는(한량) 약재이지만 강력히 온열시키는 건강이 포함되어 있기 때문에 온열경향이 강한 시호제라고 이해하면 응용범위가 넓어진다.

원전

'상한론(傷寒論, 3세기) 금궤요략(金匱要略, 3세기)' 장중경 (張仲景, 150 ?~219)

물오약실방함구결(勿誤藥室方函口訣) 발췌, 비역(飛譯)

시호계지건강탕도 사기가 흉부에 울혈되어 명치부가 팽만하고 단단해져 만지면 아픈 증상(결흉)과 유사한 증상이면서 수분 밸런스가 명치부에 몰려버려, 소변이 감소하고, 머리에서 땀이 나는 사람을 치료한다. 이 증상은 몸 심부에서 열이 콸콸 쏟아져 나오는 증상의 초기에 많이 볼 수 있다. 이 처방에 황기와 별갑을 가하면 효과가 있다. 이 처방은 가벼운 압통(심하미결[心下微結])을 목표로 사용한다. 수분이 흉부와 늑골궁하에 모여 있게 되어 장기를 충분히 적셔주지 못하기 때문에 마른 기침이 나오는 경우에 유효하다. 소청룡탕증처럼 명치부에 수분이 몰려 가래와 기침이 자주 나오는 사람에게는 사용하지 않는다.

3초룰을 대입하면	
약재구성 (10가지)	시호 5, 반하 4, 계피 3, 복령 3, 황금 2.5, 대조 2.5, 인삼 2.5, 모려 2.5, 용골 2.5, 생강 1
15분류 차트	시호제❷ (아급성기, 만성기용, 항염증, 진정작용) 이수제❾ (수분 밸런스를 개선)
처방 방향성	기를 진정시킴 (모려, 용골)

한방 전문의 레벨	**허실**	허증용 (간이판 0.0) 　　　　 정밀판 −0.5
	한열	❷온열 (인삼, 계피, 황금)
	기혈수	❶기 (시호, 계피), 수 (반하)
	기역, 기울, 기허, 혈허, 어혈, 수독	기역 (계피), 수독 (복령, 반하)
달인 레벨	**복진**	흉협고만(胸脇苦滿) (시호) 대동맥 박동 (모려)
	육병위	소양병 (❺시호) ┌→ 백태설(白苔舌) (드물게 황태[黃苔]) 　　　　 └→ 중간맥(中間脈)

용골, 모려 함유 시호제. 기분을 진정시키는 약

비교적 체력이 좋으며, 심계항진, 불면, 초조 등의 정신증상이 있는 다음 상황 : 고혈압, 동맥경화증, 만성신장질환, 신경쇠약증, 신경성심계항진, 뇌전증, 히스테리, 소아야제증, 음위(陰痿)

이런 증상에도
갱년기장애, 원형탈모증, 어지럼, 간염, 두근거림, 고혈압, 자율신경실조증

룰을 통해 유추해 볼 수 있는 전형적인 환자상
정밀판 허실 점수 상 −0.5점이다. 이것 만으로는 허약자(허증)용 처방이다. 상한론에 나오는 시호가용골모려탕에는 대황이 함유되어 있다. 대황을 추가하여 정밀판 허실 점수를 계산하게 되면, 0.5점이 된다. 이렇게 하면 소시호탕 보다 실증용으로 바뀐다. 시호제면서 복부소견 상 늑골궁하 압통(흉협고만)이 있고, 모려가 있기 때문에 대동맥 박동이 촉지될 수 있다.

원포인트 어드바이스
시호가용골모려탕의 위치는 미묘하다. 시호제로서 대시호탕 다음으로 강한 체력에 해당하는 것으로 랭크시키는 경우가 많지만, 굳이 허실에 구애받지 않고 광범위하게 사용할 수 있다는 이미지가 있기도 하다. 엑스제에는 대개 대황이 함유되어 있지 않은데, 대황이 없다고 하면 이 점도 바로 이해가 된다.

원전
'상한론(傷寒論, 3세기)' 장중경 (張仲景, 150 ?~219)

물오약실방함구결(勿誤藥室方函口訣) 발췌, 비역(飛譯)
시호가용골모려탕은 기분이 울적하여 생긴 열(울열)을 광물 등의 무거운 약물로 진정시키는 것을 목표로 한다. 따라서 상한론에서 나온 가슴 팽만감(흉만)이나 예사롭지 않은 놀람(번경[煩驚])뿐 아니라 아이와 성인의 정신이 진정되지 않는 상태(소아경간[小兒驚癎])에 사용한다. 급성 발열성 질환이 아닌 일반병(잡병)의 경우, 시호계지건강탕증과의 차이점을 파악하기 어렵다. 모두 두근거림을 처방선택의 1가지 힌트로 삼을 수 있기 때문이다. 대개 시호계지건강탕은 허증에, 이 처방은 실증에 사용한다.

3초룰을 대입하면	
약재구성 (7가지)	반하 5, 황금 2.5, 건강 2.5, 감초 2.5, 대조 2.5, 인삼 2.5, 황련 1
15분류 차트	사심탕류❸ (기를 진정, 항염증)
처방 방향성	없음

한방 전문의 레벨	허실	중간용 (간이판 1.0) 　　　　정밀판 0.0
	한열	❶중간 (건강, 황련)
	기혈수	❶기 (인삼, 황련), 수 (건강, 반하)
	기역, 기울, 기허, 혈허, 어혈, 수독	기역 (황련)
달인 레벨	복진	심하비경(心下痞硬) (황련)
	육병위	소양병 (❺황련)┌─▶ 백태설(白苔舌) (드물게 황태[黃苔]) 　　　　└─▶ 중간맥(中間脈)

소시호탕의 약재를 일부 변경한 것 뿐!
시호→황련, 생강→건강

보험적용병명, 병태

명치가 막힌 느낌이 들며 때때로 오심, 구토가 있고 식욕부진하며 복명음이 있고 연변 또는 설사 경향인 다음 상황 : 급만성 위장염, 발효성 설사, 소화불량, 위하수, 신경성위염, 위허약, 숙취, 트림, 가슴쓰림, 구내염, 신경증

이런 증상에도

항암제 부작용인 설사 및 구내염, 과민대장증후군, 어깨결림, 우울

룰을 통해 유추해 볼 수 있는 전형적인 환자상

황련과 황금이 포함되어 있으므로 분류차트 상 사심탕류에 해당한다. 황련이 있기 때문에 복부소견 중 명치부압통(심하비경)이 처방선택의 힌트가 된다. 허실 점수는 간이판 1점, 정밀판 0점이다. 따라서 중간 정도의 체격이며 약간 튼튼한 타입(실증)용에 해당한다. 복부 긴장도도 중간~약간 단단한 정도의 소견이다. 한열룰에 따르면 황련이 강하게 식혀주는(한랭) 약재인데 반해, 건강이 강력히 따뜻하게 (온열)하는 약재이기 때문에 상쇄(相殺)하여 중간에 해당한다. 황련이 있으면 장기화된 상태(소양병)으로 분류할 수 있으므로 혀는 하얗고, 맥은 중간에 해당한다. 사심탕의 경우, 혀는 약간 황색을 띄는 경우도 있다.

원포인트 어드바이스

반하사심탕은 소시호탕의 시호를 황련으로 대체하고, 생강을 건강으로 변경한 것이다. 따라서 소시호탕처럼 장기화된 상태에 유효하다고 이해할 수 있다. 반하사심탕을 위장약이라고만 생각하게 되면 응용 범위가 한정된다. 하지만 더욱 폭넓게 다양한 증상에 유효하다. 꼭 사용해보길 바란다.

원전

'상한론(傷寒論, 3세기) 금궤요략(金匱要略, 3세기)' 장중경 (張仲景, 150?~219)

물오약실방함구결(勿誤藥室方函口訣) 발췌, 비역(飛譯)

반하사심탕은 식사 시 발생한 명치부통(심하비경)을 목적으로 사용한다. 식사에 따른 구토와 딸꾹질, 설사에도 효과가 있다.

3초룰을 대입하면	
약재구성 (4가지)	황금 3, 황련 2, 산치자 2, 황백 1.5
15분류 차트	사심탕류❸ (기를 진정, 항염증)
처방 방향성	없음
허실	실증용 (간이판 2.0) 정밀판 2.0
한열	❶한량 (황련)
기혈수	❶기 (황련, 산치자)
기역, 기울, 기허, 혈허, 어혈, 수독	기역 (산치자, 황련)
복진	심하비경(心下痞硬) (황련)
육병위	소양병 (❺황련)─┌─▶ 백태설(白苔舌) (드물게 황태[黃苔]) └─▶ 중간맥(中間脈)

왼쪽 세로축: 한방 전문의 레벨 (↑↓), 달인 레벨 (↑↓)

사심탕(황련+황금)류의 왕!

보험적용병명, 병태

비교적 체력이 좋고, 상열경향이며 안색이 붉고, 초조해하는 경향을 보이는 다음 상태 : 코피, 고혈압, 불면증, 노이로제, 위염, 숙취, 혈도증, 어지럼, 두근거림, 습진, 피부염, 피부소양증

이런 증상에도

숙취, 코피, 안출혈, 아토피피부염, 과환기증후군, 고혈압, 갱년기장애, 자율신경실조증, 두근거림, 어지럼

룰을 통해 유추해 볼 수 있는 전형적인 환자상

황련과 황금이 포함되어 있으므로 분류차트 상 사심탕류에 해당한다. 허실점수 상 간이판, 정밀판 모두 2점이기 때문에 튼튼한 타입(실증)용임을 알 수 있다. 한열룰 상, 황련에 착안하면 식히는 한방약(한량)이라 판명이 된다. 산치자와 황련이 모두 정신적으로 상처를 쉽게 입는 상태(기역)에 유효하므로, 상열된 붉은 얼굴을 상상해 볼 수 있다. 복부는 실증이므로 긴장감이 있고 황련이 있기 때문에 명치부압통(심하비경)이 전형증례에서는 나타나게 된다. 대황이 없으므로 변비 경향은 없다. 황련이 포함되므로 장기화된 상태(소양병)이며 설은 하얗게 나타나는데, 사심탕의 경우 황색을 보이는 경우도 많다. 맥은 중간이다. 기혈수룰에서도 기병증에 특별히 더욱 유효함을 알 수 있다. 혈과 수에 작용하는 약재가 없다는 것이 오히려 더 매력적인 한방약이다.

원전

'외대비요(外臺秘要, 752)' 왕도 (王燾, 670~755)

물오약실방함구결(勿誤藥室方函口訣) 발췌, 비역(飛譯)

황련해독탕은 흉중열사(胸中熱邪)를 치료하는 성제(聖劑)이다. 창공(倉公)의 화제(火劑)라는 별명이 있다. 쓴맛을 견디기 어렵다면 차처럼 내려(포제[泡劑]) 투약할 수 있다. 고열이 나고, 속이 뻥뚫리는 것처럼 격심한 설사(하리동설[下痢洞泄])를 할 때 치료할 수 있다. 또한 여우, 고양이, 쥐 등의 독을 완화시킨다. 그리고 웃음이 멈추지 않는 경우를 치료한다. 이것도 또한 흉강내가 몹시 괴로우며 안정되지 못하는 상태(심중오뇌[心中懊惱])가 원인이기 때문이다. 또한 숙취(주독)에도 유효하다.

3초룰을 대입하면	
약재구성 (5가지)	반하 6, 복령 5, 후박 3, 소엽 2, 생강 1
15분류 차트	기제⓮ (기를 순환시킴)
처방 방향성	없음
허실	중간용 (간이판 0.0) 정밀판 0.0
한열	❷중간 (해당없음)
기혈수	❶기 (소엽, 후박), 수 (반하)
기역, 기울, 기허, 혈허, 어혈, 수독	기울 (후박, 소엽) 수독 (반하, 복령)
복진	없음
육병위	소양병 (❺후박) ┌─▶ 백태설(白苔舌) └─▶ 중간맥(中間脈)

한방 전문의 레벨

달인 레벨

소반하가복령탕+소엽, 후박으로 기분을 개운하게 한다!

보험적용병명, 병태

기분이 무겁고, 인후 및 식도부에 이물감이 있으며, 때때로 두근거림, 어지럼, 구토 등을 동반한 다음 상태 : 불안신경증, 신경성위염, 입덧, 기침, 쉰목소리, 신경성 식도협착증, 불면증

이런 증상에도

흡인폐렴, 천식, 어지럼, 두근거림, 자율신경실조증, 갱년기장애, 우울증상

룰을 통해 유추해 볼 수 있는 전형적인 환자상

후박이 함유되어 있어 분류차트 상 기제에 해당한다. 또한 반하와 복령이 들어있어 이수제이기도 하다. 허실점수는 간이판, 정밀판　모두 0점이며, 체격은 중간정도로 떠올리면 된다. 특별히 튼튼하지도 허약하지도 않은 이미지이다. 후박에 소엽도 함께 포함되어 있기 대문에 기울, 이른바 '기 순환이 나쁠' 때에 유효.

원포인트 어드바이스

기울의 소견 중 하나가 인중자련(咽中炙臠)으로, 이것은 인후부에 구운 고기가 붙어 있는 것 같은 느낌을 말한다. 또한 과거에는 매실 씨가 인후에 걸려 있는 것 같은 기분이라는 의미에서 매핵기라고도 표현했다. 지금은 이렇게 이야기하는 현대인은 거의 없다. 지금은 이비인후과에 가서 내시경으로 검사해봤지만 이상은 없다고 하는데, 그래도 인후부에 뭔가에 의해 막혀 있는 것 같은 느낌이 사라지질 않는다고 표현한다.

원전

'금궤요략(金匱要略, 3세기)' 장중경 (張仲景, 150 ?~219)

물오약실방함구결(勿誤藥室方函口訣) 발췌, 비역(飛譯)

반하후박탕을 국방(局方)에서는 사칠탕이라고 부른다. "기제(氣劑)의 권여(權輿)"이다. 따라서 히스테리 유사 증상(매핵기)을 치료할 뿐 아니라 다양한 기의 질환에 활용하면 좋다. 금궤요략이나 천금방(千金方)에서는 여성에게만 활용하고 있으나, 꼭 그럴 필요는 없다. 여성은 기울이 많기 때문에, 기로 인해 발생한 혈병(血病)이 많다.

3초룰을 대입하면	
약재구성 (5가지)	택사 4, 창출 3, 저령 3, 복령 3, 계피 1.5
15분류 차트	이수제❾ (수분 밸런스를 개선)
처방 방향성	없음

한방전문의 레벨		
	허실	허증용 (간이판 0.0) 정밀판 −0.5
	한열	❷온열 (계피)
	기혈수	❶기 (계피), 수 (창출, 저령, 택사)
	기역, 기울, 기허, 혈허, 어혈, 수독	기역 (계피), 수독 (복령, 택사, 창출, 저령)

달인 레벨		
	복진	없음
	육병위	소양병 (⓫) ─┬─▶ 백태설(白苔舌) └─▶ 중간맥(中間脈)

4가지 약재로 이뇨효과 & 소아 만능약

보험적용병명, 병태
갈증, 소변량감소가 있는 다음 모든 상태 : 부종, 신증후군, 숙취, 급성위장염, 설사, 오심, 구토, 어지럼, 위내정수, 두통, 요독증, 더위탐, 당뇨병

이런 증상에도
만성경막하혈종, 타액분비과다, 대상포진, 멀미, 더위탐, 편두통, 삼차신경통

룰을 통해 유추해 볼 수 있는 전형적인 환자상
복령, 저령, 택사, 창출 같은 이수(利水) 약재 4가지가 함유되어 있기 때문에 이수제의 왕이다. 그리고 계피가 함유되어 있기 때문에 정신적으로 쉽게 상처를 입는 상태(기역)에 유효. 기혈수률 상 혈에 관련된 약재가 함유되어 있지 않는 것이 특징임을 알 수 있다. 허실점수는 간이판 0점, 정밀판에서는 계피가 있어 −0.5점이다. 중간체형, 오히려 그 보다 더 폭넓게 사용할 수 있는 이미지이다. 복부는 특별히 긴장이 심하거나 말라있지도 않은 것이 특징이다.

원포인트 어드바이스
복령, 저령, 택사, 창출을 모두 함유한 한방약은 오령산 관련처방인 시령탕, 위령탕, 인진오령산 뿐이다.

원전
'상한론(傷寒論, 3세기) 금궤요략(金匱要略, 3세기)' 장중경 (張仲景, 150 ?~219)

물오약실방함구결(勿誤藥室方函口訣) 발췌, 비역(飛譯)
오령산은 '상한갈이소변불리(傷寒渴而小便不利)'가 목표이지만, 물을 마셨는데 바로 토해버리는 (수역구토[水逆嘔吐]) 경우에도 사용할 수 있다. 또한 수분이 저류되어 어지러울 때에도 유효하다. 그 사용범위는 넓다. 그후, 다양한 약재를 추가하여 수분 밸런스 이상에 따른 기의 질환에도 활용한다. 이 처방은 산제로 사용해야만 한다. 전탕약으로 사용하면 효과가 떨어진다. 위령탕이나 시령탕으로 사용할 때는 전탕약이 좋다. 다양한 약을 써도 효과가 나지 않을 때는 오령산가회향으로 효과가 나는 경우가 있다. 장관의 수분 밸런스를 개선하기 때문이다.

3초룰을 대입하면	
약재구성 (7가지)	계피 4, 작약 4, 창출 4, 대조 4, 감초 2, 생강 1, 부자 0.5
15분류 차트	계지탕류❸ (한방의 기본처방) 부자제❽ (냉증 상태에)
처방 방향성	없음
허실	허증용 (간이판 −1.0) 정밀판 −1.5
한열	❶온열 (부자)
기혈수	❶기 (계피), 수 (창출)
기역, 기울, 기허, 혈허, 어혈, 수독	기역 (계피)
복진	복직근연급 (작약 4g 이상 + 감초)
육병위	태양병 (❻계지탕) ┬→ 혀 소견 없음 └→ 부약맥(浮弱脈)

(왼쪽 세로 레이블: 한방 전문의 레벨 / 달인 레벨)

계지탕+창출 부자, 마황이 없는 진통제

보험적용병명, 병태
관절통, 신경통

이런 증상에도

저림, 당뇨병성신경병증, 건초염, 반신불수 후유증, 냉증

룰을 통해 유추해 볼 수 있는 전형적인 환자상

부자를 함유한 계지탕으로 분류차트 상 부자제이면서 계지탕류에 속한다. 허실점수는 간이판 −1점, 정밀판 −1.5점이므로 허약한 사람용 처방 이미지라 할 수 있겠다. 계피가 포함되어 있으므로 기역에 유효하며, 작약이 4g 이상으로 감초가 함유되어 있으므로 복진소견 상 복직근연급(과도한 긴장)이 있는 것이 특징. 허약한 체형이면서 복부 긴장도는 약하다.

원포인트 어드바이스

작약과 감초가 있으면 복진 상 복직근연급이 나타난다. 특히 작약 용량이 4g 이상이면 복직근연급이 처방선택의 큰 힌트가 되는 경우가 많다. 하지만 이것은 어디까지나 힌트일 뿐, 복직근연급이 없다고 해서 계지가출부탕을 처방할 수 없다고 생각할 필요는 없다.

계지탕(桂枝湯)은 한방의 기본처방, 특히 상한론에서 중요하게 생각하는 고방의 기본처방이다. 그 계지탕에 부자와 이수효과가 강한 창출을 추가한 처방이 계지가출부탕인 것이다. 부자의 진통작용을 기대하며 사용할 때는 부자를 증량하여 효과를 증강할 수 있다. 부자가루는 병용시키는 방법을 쓸 수 있겠다.

원전

'요시마스 토도 경험방(吉益東洞經驗方)' 요시마스 토도(1702~1773)

물오약실방함구결(勿誤藥室方函口訣) 발췌, 비역(飛譯)

계지가출부탕은 피로하며 정력이 소실되었을 때의 주약이 되는데, 소아의 요루(尿漏)에도 효과가 있다. 60대 여성 노인이 빈뇨로 2시간에 5~6회 화장실에 갔다. 하복부는 연급하며, 그외의 증상은 없었다. 이 처방을 장기간 복용하고 나았다.

3초룡을 대입하면	
약재구성 (8가지)	반하 6, 건강 3, **감초 3**, 계피 3, 오미자 3, 세신 3, 작약 3, 마황 3
15분류 차트	마황제❶ (급성기용, 진통)
처방 방향성	호흡기용 (오미자) 진통 (세신)
허실	실증용 (간이판 1.0) 정밀판 0.5
한열	❶온열 (건강)
기혈수	❶기 (계피), 수 (반하, 오미자, 건강)
기역, 기울, 기허, 혈허, 어혈, 수독	기역 (계피)
복진	없음
육병위	태양병 (❼마황) → 허 소견 없음 → 부약맥(浮弱脈)

한방 전문의 레벨

달인 레벨

건강 함유 마황제, 콧물 꽃가루알레르기의 제1선택

보험적용병명, 병태
다음질환의 수양성 가래, 수양성 콧물, 코막힘, 재채기, 천명, 기침, 유루(流淚) : 기관지염, 기관지천식, 비염, 알레르기비염, 알레르기 결막염, 감기

이런 증상에도
냉증을 동반한 꽃가루 알레르기, 천식, 습진, 재채기, 축농증

룰을 통해 유추해 볼 수 있는 전형적인 환자상
마황이 함유되어 있기 때문에 분류차트 상 마황제에 해당한다. 약재 방향성을 보면 세신이 있어 진통작용이 있다. 허실점수 상 간이판   1점, 정밀판   0.5점이므로 약간 튼튼한 타입(실증)용임을 알 수 있다. 한열룰 상 건강이 있으므로 따뜻하게 하는(온열) 처방이다. 복부소견 상 특별한 소견은 없다. 복부 긴장도는 중등도 이상이다.

원포인트 어드바이스
마황제이지만, '마(麻)'자가 이름에 없기 때문에 주의가 필요하다. 허증인 사람이 마황제를 복용하면 메슥메슥, 두근두근거린다. 또한 식욕이 없어진다. 마황제이면서 강력히 따뜻하게 하는 약재인 건강 또는 부자가 함유된 것은 소청룡탕 뿐이며, 이것이 소청룡탕의 특징이기도 하다.

원전
'상한론(傷寒論, 3세기) 금궤요략(金匱要略, 3세기)' 장중경 (張仲景, 150 ? ~ 219)

물오약실방함구결(勿誤藥室方函口訣) 발췌, 비역(飛譯)
소청룡탕은 표증이 잡히지 않고, 명치부에 수분 언밸런스가 있으면서 콜록거리는 경우를 치료한다. 또한 수액이 체표에 머물러 사지 등에 부종이 발생한 병태(일음[溢飮])의 기침에도 사용한다. 해수천급(咳嗽喘急)이 추위나 더위가 있을 때 반드시 발생하며, 담말(痰沫)을 토하며 눕지 못하는 상태는 심하에 수음이 있기 때문이다. 이 처방이 그때 유효하다. 만약 상기되며 번조가 있다면 석고를 추가한다. 땀이 날 때 석고를 사용하는 것은 마행감석탕을 사용하는 것과 동일한 이유이다.

3초룰을 대입하면	
약재구성 (6가지)	황기 5, 방기 5, 창출 3, 대조 3, 감초 1.5, 생강 1
15분류 차트	이수제❾ (수분 밸런스를 개선)
처방 방향성	진통 (방기)

한방 전문의 레벨	허실	허증용 (간이판 0.0) 정밀판 −1.0
	한열	❷중간 (해당없음)
	기혈수	❶수 (창출, 방기, 황기)
	기역, 기울, 기허, 혈허, 어혈, 수독	수독 (방기, 창출)

달인 레벨	복진	없음
	육병위	태음병 (❿황기) ➤ 설 박백태(薄白苔)~특이소견 없음 ➤ 침약맥(沈弱脈)

도한과 통증을 잡는다. "황기-방기" 조합의 작용이다

보험적용병명, 병태

피부가 하얗고 근육이 말랑하며 물살경향 체질이 쉽게 피로하며, 땀이 많고, 소변불리하며 하지에 부종이 일어나고, 슬관절 종통이 발생한 다음 상황 : 신장염, 신증후군, 임신신, 음낭수종, 비만증, 관절염, 옹(癰), 절(癤), 근염, 부종, 피부병, 다한증, 월경불순

이런 증상에도

관절수종, 감기, 비만, 냉증, 다한증

룰을 통해 유추해 볼 수 있는 전형적인 환자상

방기와 창출이 포함되어 있으므로 분류차트 상 이수제에 해당한다. 약재 방향성 측면에서 방기가 있으므로 진통작용도 있다. 허실점수는 간이판 0점, 정밀판 −1점이다. 따라서 허약자(허증)용 처방임을 알 수 있는데, 전형적인 방기황기탕증은 물살경향이며 근육량이 적은 허증 경향이다. 황기가 함유되어 있으므로 투병력이 저하된 상태(태음병)로 분류한다.

원포인트 어드바이스

황기는 땀을 멈추는 작용도 있다. 쓸데없는 땀은 허증인 사람에서 잘 나타난다. 방기황기탕은 변형성 슬관절증의 제1선택약인데, 그다지 특효례는 많지 않다. 오히려 월비가출탕을 함께 사용하면 특효인 경우가 많다. 다만 월비가출탕은 마황제이므로 잘 복용하지 못할 가능성이 높다. 그렇지만 방기황기탕 단독으로는 통증이 잡히지 않을 때, 한 번쯤 합방을 시도해 볼 가치가 있다.

원전 '금궤요략(金匱要略, 3세기)' 장중경 (張仲景, 150 ?∼219)

물오약실방함구결(勿誤藥室方函口訣) 발췌, 비역(飛譯)

방기황기탕은 풍습표허(風濕表虛)한 사람을 치료한다. 땀이 멈추지 않는 사람이나 항상 피부에 습기가 있는 경우에 사용하면 효과가 있다. 마행의 감탕과 허실의 차이가 있다. 마행의감탕은 맥이 부(浮)하며 땀이 나지 않고, 오풍하는 사람에게 사용하여 땀을 내는 처방이다. 이 처방은 맥이 부하며, 땀이 나고, 오풍한 경우에 사용하며, 이것을 치료한다. 급성 발열성 질환에 대한 마황과 계지의 차이와 비슷하다고 보면 될 것이다.

3초룰을 대입하면	
약재구성 (3가지)	반하 6, 복령 5, 생강 1.5
15분류 차트	이수제❾ (수분 밸런스를 개선)
처방 방향성	없음
허실	중간용 (간이판 0.0) 정밀판 0.0
한열	❷중간 (해당없음)
기혈수	❶수 (반하)
기역, 기울, 기허, 혈허, 어혈, 수독	수독 (반하, 복령)
복진	없음
육병위	소양병 (⑪) ┬→ 백태설(白苔舌) └→ 중간맥(中間脈)

좌측 세로: 한방 전문의 레벨 / 달인 레벨

반하, 생강, 복령이 소반하가복령탕, 입덧의 특효약!

보험적용병명, 병태
체력중등도인 사람의 다음 상황 : 임신구토(입덧), 그외 모든 질환의 구토
(급성위장염, 습성흉막염, 수종성각기, 부비동염)

이런 증상에도
숙취, 위불편감, 멀미, 딸꾹질, 어지럼

룰을 통해 유추해 볼 수 있는 전형적인 환자상
반하와 복령이 함유되어 있으므로 분류차트 상 이수제이다. 이 2가지 약재
에 생강을 추가한 것이 바로 소반하가복령탕이므로 구성약재수는 3개이
다. 허실점수도 간이판, 정밀판 모두 0점. 따라서 전형적인 중간체형이
다. 복부소견은 복부 긴장도가 중등도인 것 이외에 특별한 영향을 줄 만한
약재도 없다. 한열룰도 스텝1, 또는 스텝2 그 어디에도 해당하는 약재가 없
어 강력히 따뜻하게 하지도 식히지도 않는다는 것이 결론이겠다.

원포인트 어드바이스
소반하가복령탕에 후박과 소엽을 추가하면 대표적인 기제인 반하후박탕이 된
다. 소반하가복령탕에는 기제의 작용이 거의 없으므로 이를 통해 소엽과 후박
의 기제로써의 유효성을 재확인할 수 있겠다.

원전
'금궤요략(金匱要略, 3세기)' 장중경 (張仲景, 150 ?~219)

물오약실방함구결(勿誤藥室方函口訣) 발췌, 비역(飛譯)
소반하탕은 토하는 환자에 대한 성제(聖劑)이다. 물을 토하듯이 하는 구토
에도 효과가 있다. 물로 배가 부른 상태일 경우, 심와부 상 손바닥만한 크기
정도가 차가워진다. 그럴 때 백발백중이다. 소반하가복령탕은 소반하탕
적응증이면서 위에 수분이 정체되고(정음[停飮]), 목이 건조한 경우를 치
료한다. 또한 구토하며, 식사를 하지 못하고, 심와부에 압통이 있으며, 또한
어지러울 때 효과가 있다. 그리고 식사를 하지 못하는 사람이나 말라리아
(학[瘧])에 걸린 뒤 갈수록 식욕이 떨어지는 경우에는 생강을 추가하면 효
과가 더욱 좋아진다.

3초룡을 대입하면	
약재구성 (13가지)	석고 3, 지황 3, 당귀 3, 우방자 2, 창출 2, 방풍 2, 목통 2, 지모 1.5, 감초 1, 고삼 1, 형개 1, 호마 1.5, 선퇴 1
15분류 차트	없음
처방 방향성	피부용 (형개) 청량작용 (지모) 여분의 열을 식힘 (고삼)
허실	중간용　(간이판　−1.0) 　　　　　정밀판　0.0
한열	❶한량 (석고)
기혈수	❶혈 (지황, 당귀), 수 (창출, 석고)
기역, 기울, 기허, 혈허, 어혈, 수독	없음
복진	없음
육병위	소양병 (❺석고)─┬─▶ 백태설(白苔舌) (드물게 황태[黃苔]) 　　　　　└─▶ 중간맥(中間脈)

왼쪽 세로 라벨: 한방 전문의 레벨 / 달인 레벨

여름철 악화되는 습진에는 소풍산, 석고가 들어 있기 때문

보험적용병명, 병태
분비물이 많고, 가려움이 심한 만성 피부질환(습진, 두드러기, 무좀, 땀띠, 피부소양증)

이런 증상에도
비듬, 무좀, 두드러기, 땀띠, 여드름

룰을 통해 유추해 볼 수 있는 전형적인 환자상
분류 차트에 딱 들어맞는 약재가 없다. 하지만 처방 방향성을 보면 형개가 있기 때문에 피부질환 방향성이 있는 한방약이라는 추측을 할 수 있다. 또한 고삼이 존재하기 때문에 여분의 열을 식히고, 지모가 있으므로 청량작용이 있음을 알 수 있다. 허실점수 상 간이판 −1.0점, 정밀판 0점이다. 중간~약간 허증 경향에 해당한다. 복부 긴장도는 중등도~약간 약함 정도이다. 한열룰 상 석고에 착안해보면 딱 봐도 자동적으로 식히는(한량) 한방약임을 알 수 있다. 이상의 점에서 식히는 효과가 강한 피부질환용 한방약이므로 '여름에 악화되는 습진'에 유익하다고 추측할 수 있다.

원포인트 어드바이스
피부질환의 제1선택약은 십미패독탕인 경우가 많다. 하지만 여름철 악화되는 피부질환에는 소풍산이 유효하다. 반면 겨울에 악화되는 피부질환에는 온청음이 유효하다. 소풍산의 특징은 선퇴를 함유하고 있다는 것이다. 선퇴는 한방엑스제 중 소풍산에서만 사용되는 약재인데, 매미가 성충이 되면서 벗어둔 허물이다. 이런 것이 얼마나 유효할 것인지는 의문이지만, 십미패독탕이나 온청음이 효과가 없는데, 소풍산이 유효한 증례를 경험하게 되면 선퇴가 중요한 것 아닐까 생각하게 된다. 이것을 보다 정확히 조사해보기 위해서는 소풍산 유효증례에 소풍산에서 선퇴를 뺀 한방약을 처방해보면 간단히 알 수 있을 것 같다. 언젠가 진행해보면 좋겠다.

원전
'외과정종(外科正宗, 1617)' 진실공 (陳實功, 1555~1636)

물오약실방함구결(勿誤藥室方函口訣) 발췌, 비역(飛譯)
소풍산은 풍습혈맥(風濕血脈)이 원인인 습진을 치료한다.

3초룰을 대입하면	
약재구성 (6가지)	작약 4, 창출 4, 택사 4, 복령 4, 천궁 3, 당귀 3
15분류 차트	이수제❾ (수분 밸런스를 개선) 온성구어혈제⓫ (혈의 저류를 개선)
처방 방향성	없음
허실	허증용 (간이판 −1.0) 정밀판 −1.0
한열	❷온열 (당귀)
기혈수	❶혈 (당귀, 천궁), 수 (창출, 택사)
기역, 기울, 기허, 혈허, 어혈, 수독	어혈 (당귀 O, 지황 X) 수독 (창출, 택사, 복령)
복진	소복경만(小腹硬滿) (당귀 O, 지황 X)
육병위	태음병 (⓾당귀) ┌─▶ 설 박백태(薄白苔)〜특이소견 없음 └─▶ 침약맥(沈弱脈)

(좌측 세로: 한방 전문의 레벨 ↑↓)
(좌측 세로: 달인 레벨 ↑↓)

지황이 빠진 사물탕 + 3가지 이수작용을 지닌 약재

보험적용병명, 병태

근육이 대체로 연약하고 쉽게 피로해하며 요각부 냉증이 잘 발생하는 다음 상황 : 빈혈, 피로권태, 갱년기장애(두중, 두통, 어지럼, 어깨결림 등), 월경 불순, 월경곤란, 난임, 두근거림, 만성신염, 임신 중 모든 질환(부종, 습관성 유산, 치질, 복통), 각기, 반신불수, 심장판막증

이런 증상에도

뇌혈관성 인지장애, 후각장애, 빈뇨, 이명, 여드름, 냉증, 자반병, 두통, 피로 감, 어지럼, 꽃가루알레르기

룰을 통해 유추해 볼 수 있는 전형적인 환자상

당귀가 들어있고 지황은 들어있지 않기 때문에 분류차트 상 온성구어혈제 가 된다. 또한 복령, 창출, 택사가 포함되어 있어 이수제이기도 하다. 허실 점수 상 간이판, 정밀판   모두 −1점이다. 허약자(허증)용 어혈증상 개선약 (구어혈제)에 해당하는데, 이수효과도 함께 있다는 것이 특징이다. 한열룰 상 당귀가 있으므로 따뜻하게 하는 한방약임을 추측할 수 있다. 복부소견 상 복벽긴장도는 약하고, 어혈소견에 해당하는 하복부압통(소복경만)을 보 인다는 것이 처방선택의 힌트가 된다.

원포인트 어드바이스

다케히사 유메지의 미인도에 등장하는 여성 이미지라고 일컬어진다. 그러면 서도 약간은 부어 있는 듯한 느낌이 있다.

원전 '금궤요락(金匱要略, 3세기)' 장중경 (張仲景, 150 ?〜219)

물오약실방함구결(勿誤藥室方函口訣) 발췌, 비역(飛譯)

당귀작약산은 요시마스 난가이가 좋아하여 여러 질환에 활용했다. 그 치험 례는 '속건수록(續建殊錄)'에 상세히 적혀 있다. 여성의 복통을 치료한다는 것이 본래의 처방목적이나, 혈의 이상을 바로 잡고, 수분밸런스를 치료하 는 작용을 가진 약이다. 건중탕 적응증이면서 수분 밸런스 이상을 가진 경 우, 소요산 증상을 보이면서 통증이 동반된 환자, 모두에 유효하다. 하나오 카 세이슈는 오수유를 추가하여 여러차례 사용했다.

3초룰을 대입하면	
약재구성 (10가지)	시호 3, 작약 3, 창출 3, 당귀 3, 복령 3, 산치자 2, 목단피 2, 감초 1.5, 생강 1, 박하 1
15분류 차트	시호제❷, 이수제❾, 온성구어혈제⓫, 구어혈제⓾
처방 방향성	없음
한방 전문의 레벨	허실	허증용 (간이판 −1.0) 정밀판 −1.0
	한열	❷온열 (당귀)
	기혈수	❶기 (시호, 산치자), 혈 (당귀, 목단피), 수 (창출)
	기역, 기울, 기허, 혈허, 어혈, 수독	기역 (산치자), 어혈 (당귀, 목단피), 수독 (창출, 복령)
달인 레벨	복진	흉협고만(胸脇苦滿) (시호) 소복경만(小腹硬滿) (당귀, 목단피)
	육병위	소양병 (❺시호)┌→ 백태설(白苔舌) (드물게 황태[黃苔]) └→ 중간맥(中間脈)

항상 푸념, 그런 여성과 남성 모두에게

보험적용병명, 병태

체질이 허약한 여성이 어깨가 결리고, 쉽게 피로하며, 정신불안 등의 정신신경증상, 때때로 변비경향이 있는 다음 상황 : 냉증, 허약체질, 월경불순, 월경곤란, 갱년기장애, 혈도증

이런 증상에도

상열, 히스테리, 변비, 불면증, 주사(酒皶), 수장각화증, 우울증, 습진, 안면홍조

룰을 통해 유추해 볼 수 있는 전형적인 환자상

시호가 들어 있기 때문에 분류차트 상 시호제가 된다. 그리고 당귀와 목단피가 함유되어 있으므로 구어혈제로도 분류할 수 있다. 반면 당귀가 있고 지황은 없기 때문에 온성구어혈제의 범주에도 들어간다. 또한 복령과 창출이 있으므로 이수제로도 볼 수 있겠다. 허실점수는 간이판, 정밀판 모두 −1점이다. 따라서 약간 허약자(허증)용이며, 복벽 긴장도는 비교적 약하고, 오래된 혈의 저류(어혈) 소견에 해당하는 하복부압통(소복경만)을 보이는 것이 전형적인 이미지이다. 정신적으로 잘 상처받는 상태(기역)에 유효한 산치자를 함유하고 있기 때문에 얼굴이 붉어지거나 두통을 자주 경험하는 것이 처방선택의 힌트가 된다.

원포인트 어드바이스

소요산에 목단피와 산치자를 추가한 처방이 가미소요산이다. 별명을 단치소요산이라 부른다. 이런 내용을 보게 되면 '가미'가 목단피와 산치자의 추가를 의미함을 간단히 추측할 수 있다. 가미소요산은 부정수소, 갱년기장애, 자율신경실조증 같은 현대의학의 '휴지통진단(Wastebasket diagnosis)'에 유효한 경우가 많은데 특히 임상에서는 매우 소중한 처방이라고 생각된다. 환자의 호소 변화에 일희일비하지 않고 장기간 처방을 지속하면 슬슬 환자가 좋아지게 된다. 환자의 바람대로 약을 변경하다보면 가미소요산의 매력을 알기도 전에 처방을 변경해 버리게 될런지도 모른다. 그럴 때의 대처법은 사실 책에 모두 담아내기가 어려울 정도이다.

원전

'여과촬요(女科撮要, 1548)' 설기 (薛己, 1486~1558)

가미소요산은 열을 식히는 작용이 주된 작용이며 상반신에 혈증(血證)이 있을 때 유효하다. 따라서 소요산의 적응증상이면서 두통, 안면홍조, 어깨 결림, 코피 등이 있을 때 유효하다. 또한 하반신의 열(하부습열)을 식힌다. 여성의 비뇨기감염증에는 용담사간탕증 보다 허증인 사람에게 사용하면 효과가 있다. 반면 한기와 열이 있어 구역할 때는 소시호탕에 산치자를 가 미해야만 한다. 또한 개선(疥癬) 등으로 심하게 가렵고 어느 치료에도 효과 를 보이지 않을 때는 이 처방에 사물탕을 병용하면 효과가 있던 경험이 있 다. 하나오카 세이슈는 이 처방에 지골피와 형개를 추가하여 수장각화증 (주부습진)에 사용했다. 또한 변비가 있어 아침저녁으로 기분 좋게 배변이 어렵다는 사람에게는 어떤 질환이 있든지 관계없이 이 처방을 사용하게 되 면 쾌변할 수 있고, 모든 병이 다 나을 수 있다고도 한다.

소요산은 소시호탕의 변방이다. 소시호탕 보다도 약간 간허(肝虛)한 환자 이며, 보중익기탕 보다는 훨씬 건강한 환자에게 사용한다. 특히 여성의 허 로를 치료하는데, 몸과 기력의 강장효과로 사용되는 것은 아니고, 평소부 터 혈기가 왕성하지는 않았는데, 한열왕래하고, 또는 두통, 구고(口苦)하며, 또는 뺨이 붉고, 말라리아 같은 양상의 한열이 있으며, 월경분순하고 불평 불만이 끊이질 않고, 소변불리하다. 속된 말로 '불평불만이 많은 사람' 같아 서 이런저런 불만이 많을 경우에 사용한다. '내과적요(內科摘要)'에서 목단 피, 산치자를 가한 것은 진정효과를 위한 것이다.

추가정보

상한론 태양병 상편에 다음과 같은 조문이 있다.
'太陽病三日, 已發汗, 若吐, 若下, 若溫針, 仍不解者, 此爲壞病, 桂枝不中與 之也. 觀其脈證, 知犯何逆, 隨證治之. 桂枝本爲解肌, 若其人脈浮緊, 發熱汗 不出者, 不可與之也. 常須識此, 勿令誤也.'

여기서 등장하는 '수증치지(隨證治之)'가 지금 우리가 사용하고 있는 수증치 료(隨證治療)의 어원이다. 수증치료라는 단어 자체는 사실 현대에 만들어 진 것이다. 또한 '물령오야(勿令誤也)'가 물오약실방함구결의 어원으로 오치해서 는 안된다는 의미이다. 약실은 약국, 방함은 중요한 것을 넣어두는 상자, 구결 은 비결을 전달하는 말이라는 의미이다.

부인과 3대 처방이라고 하면, 모두 이 3처방을 언급할 정도로 여성의학영역에서 부동의 3대 처방이다.

구성약재수는 당귀작약산, 가미소요산, 계지복령환이 각각 6개, 10개, 5개이다. 분류차트 상 당귀작약산은 온성구어혈제와 이수제, 계지복령환은 구어혈제, 가미소요산은 구어혈제, 온성구어혈제, 시호제면서 이수제이다. 계지복령환이 구어혈제로 특화되어 있는 이미지인데, 당귀작약산에는 이수효과가 추가되어 있고, 가미소요산은 시호제라는 이미지가 함께 있다. 또한 가미소요산에는 산치자가 함유되어 있는 것도 특징이다.

여성용 한방약이나 가미소요산은 주로 부정수소나 자율신경실조증, 갱년기장애 등에 흔히 사용되는데 비해, 계지복령환은 순수하게 구어혈효과를 기대하며 사용되는 경우가 많다. 당귀작약산은 허증용, 계지복령환은 약간 실증경향으로 분류하는데, 마황이나 대황 등은 함유되어 있지 않기 때문에 당귀작약산을 실증 타입에, 계지복령환을 허증 타입의 환자에게 사용하더라도 전혀 문제가 되지는 않는다. 가미소요산은 중간 체격 이미지인데, 허약~튼튼한 타입까지 폭넓게 사용이 가능하다. 여성의 호소에 어떤 처방을 써야할 지 잘 모르겠을 때는 일단 이 3처방을 사용했었는지를 확인해보고 사용하지 않았다면 꼭 시도해봐야 한다. 또한, 과거 사용해보았더라도 시간이 경과하면서 체질이 변화되는 경우도 있으므로 다시 시도해 보았을 때 유효한 것도 종종 경험한다.

이외에 여성에게 즐겨 사용하게 되는 한방약으로는 도핵승기탕, 온경탕, 당귀사역가오수유생강탕, 당귀건중탕, 여신산 등이 있다. 하지만, 모두 남성에게도 유효하며, 이 처방들을 남성에게도 자유자재로 사용할 수 있게 되면 한방약의 수비범위가 보다 넓어지게 된다.

또한 더욱 능숙한 한방약 활용의 단계에 접어들기 위해서는 부자를 병용할 줄 알아야 한다. 고령자나 냉증을 호소하는 사람에게는 당귀작약산, 가미소요산, 계지복령환 등을 쓸 때도 부자를 병용하면 좋다.

3초룰을 대입하면	
약재구성 **(5가지)**	계피 3, 작약 3, 도인 3, 복령 3, 목단피 3
15분류 차트	구어혈제⑩ (혈의 저류를 개선)
처방 방향성	없음
허실	실증용 (간이판 0.0) 정밀판 0.5
한열	❷온열 (계피)
기혈수	❶기 (계피), 혈 (도인, 목단피)
기역, 기울, 기허, **혈허, 어혈, 수독**	기역 (계피), 어혈 (도인, 목단피)
복진	소복경만(小腹硬滿) (도인, 목단피)
육병위	소양병 (❹도인, 목단피) ┬▸ 백태설(白苔舌) └▸ 중간맥(中間脈)

한방 전문의 레벨

달인 레벨

어혈약재가 눈에 띈다. 23, 24, 25번 처방은 여성빈용 한방약

보험적용병명, 병태

체격은 튼튼하며 붉은 얼굴이 많고, 복부는 대체로 충실, 하복부에 저항감
이 있는 다음 상황 : 자궁 및 그 부속기 염증, 자궁내막염, 월경불순, 월경곤
란, 대하, 갱년기장애(두통, 어지럼, 상열, 어깨결림 등), 냉증, 복막염, 타박
증, 치질, 고환염

이런 증상에도

다래끼, 결막염, 하지정맥류 증상, 두통, 내치핵

룰을 통해 유추해 볼 수 있는 전형적인 환자상

도인과 목단피가 포함되어 있으므로 분류차트 상 구어혈제가 된다. 계피가
함유되어 있으므로 기역에도 유효. 허실점수는 간이판　0점, 정밀판　0.5
점이므로 중간~약간 튼튼한 타입(실증)용인 것으로 판단할 수 있다. 따라
서 복부소견 상 명확한 복벽긴장감을 가지고 있으며, 하복부압통(소복경
만)을 보이는 것이 처방선택의 힌트가 된다. 계피가 들어있기 때문에 자동
적으로 따뜻하게 하는(온열) 한방약임도 알 수 있다.

원전

'금궤요략(金匱要略, 3세기)' 장중경 (張仲景, 150 ?~219)

물오약실방함구결(勿誤藥室方函口訣) 발췌, 비역(飛譯)

계지복령환은 어혈로 인해 발생한 종류(腫瘤)를 치료하는 것이 본래의 목
적이다. 그리고 어혈로 인해 발생한 다양한 증상에 활용해야만 한다. 하라
난요는 감초와 대황을 추가하여 충수염을 치료했다. 우리 일문(一門)에서
는 대황과 부자를 추가하여 월경이 잘 나오지 않으면서 허리가 아픈 상태
(혈력통[血瀝痛])나 타박통증을 치료하며, 차전자와 모근을 가하여 월경폐
지에 따른 수종(혈분종[血分腫])과 산후 부종을 치료한다. 이 처방과 도핵
승기탕의 차이점은 도핵승기탕증에는 정신착란이나 소복급결(小腹急結)
이 있다는 것이다. 이 처방은 비이동성 경결(징[癥])을 잡는 것이 주요 목적
이다. 또한 온경탕처럼 상반신이 뜨겁게 느껴지고, 하반신은 차갑게 느껴
진다고 하는 호소(상열하한)는 없는 것이 특징이다.
*징(癥)은 이동성 경결.

3초룰을 대입하면	
약재구성 (7가지)	계피 4, 작약 4, 대조 4, 모려 3, 용골 3, 감초 2, 생강 1.5
15분류 차트	계지탕류❸ (한방의 기본처방)
처방 방향성	기를 진정시킴 (용골, 모려)
허실	허증용 (간이판 0.0) 정밀판 −0.5
한열	❷온열 (계피)
기혈수	❶기 (계피)
기역, 기울, 기허, 혈허, 어혈, 수독	기역 (계피)
복진	복직근연급 (작약 4g 이상 + 감초) 대동맥박동 촉지 (모려)
육병위	소양병 (❺모려) ┬→ 백태설(白苔舌) └→ 중간맥(中間脈)

한방 전문의 레벨

달인 레벨

악몽이라고 하면 계지가용골모려탕. 계지탕 + 용골, 모려

하복직근에 긴장이 있는 비교적 체력이 쇠약한 사람의 다음 상황 : 소아야뇨증, 신경쇠약, 성적신경쇠약, 유정, 음위

이런 증상에도
악몽, 발기부전, 탈모, 두근거림, 불안증, 야뇨증

룰을 통해 유추해 볼 수 있는 전형적인 환자상
분류차트 상 계지탕이 기본골격 처방이므로 계지탕류가 된다. 계지탕에 용골과 모려라는 기를 진정시키는 약재가 배합된 처방이다. 허실점수는 정밀판 −0.5점으로 허약자(허증)용 한방약이다. 계피가 함유되어 있어 정신적으로 쉽게 상처입는 상태(기역)에도 유효하다. 복부진찰 상 작약이 4g 이상이면서 감초도 함유하고 있으므로 복직근연급(과도한 긴장)이 나타나는 것이 처방선택의 힌트가 될 수 있다. 모려가 있기 때문에 대동맥박동을 느낄 수도 있다. 계지탕은 급성기(태양병) 처방이지만, 모려가 있기 때문에 육병위룰 상 장기화된 상태(소양병)로 분류할 수 있다.

원포인트 어드바이스
악몽을 호소하는 환자가 적지 않다. 그럴 때 매우 효과적인 처방이다. 복용 후 악몽을 꾸지 않게 되었다고 이야기하는 사람도 있는 가하면, 즐거운 꿈을 꾸게 되었다고 이야기하는 사람도 있다. 계지가용골모려탕은 시호가용골모려탕의 허증 버전이라고도 일컬어진다. 그런 이미지로도 물론 사용할 수 있다.
허약한 사람의 발기부전에 유효하다고도 알려져 있다.

원전
'금궤요략(金匱要略, 3세기)' 장중경 (張仲景, 150 ?∼219)

물오약실방함구결(勿誤藥室方函口訣) 발췌, 비역(飛譯)
계지가용골모려탕은 체력이 쇠약하고 정기를 잃어버린(허로실정[虛勞失精]) 사람의 제1선택약(주방)이지만, 소아의 야뇨증에도 유효하다.

3초룰을 대입하면	
약재구성 (4가지)	행인 5, 마황 5, 계피 4, 감초 1.5
15분류 차트	마황제❶ (급성기용, 진통)
처방 방향성	없음
허실	실증용 (간이판 1.0) 　　　　 정밀판 1.5
한열	❷온열 (계피)
기혈수	❶기 (계피), 수 (행인)
기역, 기울, 기허, 혈허, 어혈, 수독	기역 (계피)
복진	없음
육병위	태양병 (❼마황) ┌→ 설진 소견 없음 　　　　 └→ 부긴맥(浮緊脈)

(왼쪽 세로 구분: 한방 전문의 레벨 / 달인 레벨)

마행감석탕에서 식히는 석고를 빼고, 따뜻하게 하는 계피를 대신 넣은 것

보험적용병명, 병태
오한, 발열, 두통, 요통, 자연적으로 땀이 나지 않는 다음 상황 : 감기, 독감 (초기), 류마티스관절염, 천식, 유아 코막힘, 포유곤란

이런 증상에도
근염, 건초염, 꽃가루알레르기, 관절통, 근육통

룰을 통해 유추해 볼 수 있는 전형적인 환자상
마황이 처방명에 그대로 들어가 있는 한방약이므로 분류차트 상 마황제에 해당한다. 허실점수는 간이판 1점, 정밀판 1.5점으로 튼튼한 타입용 한 방약이다. 한열룰도 계피에 주목하면 온열효과가 있는 한방약으로 이해할 수 있다. 계피가 포함되어 있으므로 정신적으로 쉽게 상처를 입는 상태(기 역)에도 유용하다. 복부소견은 튼튼한 (실증) 타입 한방약이며 복벽 긴장도 는 단단하다. 따로 특별한 복진소견은 없다. 기혈수룰 상 주로 기를 타깃으 로 하는 한방약임을 알 수 있다.

원포인트 어드바이스
나는 허실의 판단을 마황을 복용 가능 여부로 한다. 매우 단순하고 알기 쉽 다. 따라서 당연히 마황탕은 실증용 처방이다. 근육량에 비례하며, 소화기 능에도 비례한다. 하지만 허실은 변한다. 몸 상태에 따라 허실이 변하기도 한다. 허증인 사람이 독감에 걸렸을 때 등에는 마황탕을 복용할 수 있는 경 우가 있는데, 그것이 바로 그 전형적인 예이다.

원전
'상한론(傷寒論, 3세기)' 장중경 (張仲景, 150 ?～219)

물오약실방함구결(勿誤藥室方函口訣) 발췌, 비역(飛譯)
마황탕은 태양병이면서 급성 발열성 질환이 있으며 땀이 나지 않을 때(태 양병상한무한증[太陽病傷寒無汗症]) 사용한다. 계지탕과 마황탕의 차이점 을 장중경은 엄격하게 구분하여 제시했다. 무시해서는 안된다. 또한 호흡 곤란(천가[喘家])이나 감기로 인해 추위를 느끼는 사람은 이 처방으로 빠르 게 나을 수 있다.

28 월비가출탕

3초룰을 대입하면	
약재구성 (6가지)	석고 8, 마황 6, 창출 4, 대조 3, 감초 2, 생강 1
15분류 차트	마황제❶ (급성기용, 진통)
처방 방향성	없음
허실	실증용 (간이판 1.0) 정밀판 3.0
한열	❶한량 (석고)
기혈수	❶수 (창출, 석고)
기역, 기울, 기허, 혈허, 어혈, 수독	없음
복진	없음
육병위	태양병 ❺석고를 기본으로 → 설진 소견 없음 ❼마황 → 부긴맥(浮緊脈)

한방전문의 레벨

달인 레벨

마황 최대 함량 처방

보험적용병명, 병태
부종과 땀이 나며 소변불리한 다음 상황 : 신염, 신증후군, 각기, 류마티스 관절염, 야뇨증, 습진

이런 증상에도
습진, 부종, 변형성 슬관절염

룰을 통해 유추해 볼 수 있는 전형적인 환자상
마황 최대 함유 처방(6g), 한열룰 상 첫번째 스텝에 석고가 포함되어 있기 때문에 자동적으로 식히는(한량) 한방약임을 알 수 있다. 허실점수는 간이판 1점, 정밀판 3점에 해당한다. 따라서 튼튼한 타입용이며, 복부는 충실한 것으로 판단할 수 있다. 이외에 복부에 특별한 소견은 없다.

원포인트 어드바이스
마황제는 감기나 독감 등 급성 발열성 질환에 주로 사용한다. 하지만 월비가출탕은 석고를 함유하고 있기 때문에 식히는 (한량) 성격이 강해 기본적으로 급성 발열성 질환에는 사용되지 않는다. 발열이 있을 때 미사한(微似汗, 찍~하고 나는 땀)을 유도하여 해열시키는 것이 한방의 작전이기 때문이다.

원전
'금궤요략(金匱要略, 3세기)' 장중경 (張仲景, 150 ?~219)

물오약실방함구결(勿誤藥室方函口訣) 발췌, 비역(飛譯)
월비탕은 비기(脾氣)를 발하는 것이 주목적이며, 마황제이나 마황탕이나 대청룡탕과 달리 열이 없이 땀이 나고 있는 상황을 목표로 사용한다. 따라서 천식(폐창[肺脹])이나 보통의 부종(피수[皮水]) 등에 사용되나, 급성 발열성 질환이나 림프액이 체표에 정체된 부종을 보이는 상태(일음[溢飮])에는 사용되지 않는다. 마행감석탕도 비슷하다.
월비가출탕은 수독이 체표가 아닌 속에 있는(이수[裏水]) 경우에 사용한다고 되어 있는데, 이는 월비탕 방후주에 '風水加朮四兩'이라고 되어 있으므로 풍수(체표의 부종)를 잘못 쓴 것이 아닌가 한다. 출을 추가하게 되면 마황가출탕과 유사해진다.

3초룰을 대입하면	
약재구성 (6가지)	맥문동 10, 반하 5, 대조 3, 감초 2, 인삼 2, 갱미 5
15분류 차트	없음
처방 방향성	호흡기용 (맥문동)
허실	허증용 (간이판 −1.0 정밀판 −1.0
한열	❷온열 (인삼)
기혈수	❶기 (인삼, 맥문동), 수(반하)
기역, 기울, 기허, 혈허, 어혈, 수독	기역 (맥문동+반하)
복진	없음
육병위	소양병 (❺맥문동) ┌→ 백태설(白苔舌) └→ 중간맥(中間脈)

좌측 세로 레이블: 한방 전문의 레벨 / 달인 레벨

마황, 대황 모두 없음, 맥문동탕은 하루 여러차례 복용 가능

보험적용병명, 병태
가래가 잘 뱉어지지 않는 기침, 기관지염, 기관지천식

이런 증상에도
구강건조증, 쇼그렌증후군, 쉰목소리, 변비, 인두건조감, 타액부족

룰을 통해 유추해 볼 수 있는 전형적인 환자상
맥문동탕에는 처방명 그대로 맥문동이 포함되어 있기 때문에 호흡기용 한
방약으로 우선 추측할 수 있다. 분류차트 상 해당하는 카테고리는 없다. 허
증점수는 간이판, 정밀판 모두 −1점이다. 허약자(허증)용임을 알 수 있다.
따라서 복부소견도 복벽 긴장도가 연약한 것으로 이해할 수 있는데, 그외
의 특징적인 복부소견은 없다. 맥문동과 반하가 있기 때문에 정신적으로
쉽게 상처를 입을 수 있는 상태(기역)에도 유효하다고 할 수 있겠다.

원포인트 어드바이스
맥문동탕은 자윤제라고도 할 수 있다. 윤택하게 하는 한방약이다. 마른 기
침으로 기분이 좋지 않을 때, 맥문동탕을 복용하면 기분좋게 가래가 뱉어
진다. 반면, 가래량이 늘어 오히려 힘들어지는 경우도 있다. 성대의 건조감
에도 유효하다. 하지만 작용시간이 짧아, 여러차례 투여가 필요한 경우도
있다. 마황을 함유하지 않기 때문에 여러차례 투여하더라도 특별히 부작용
이 일어나지도 않는다. 안심하고 사용할 수 있다. 자윤효과가 장에도 작용
하여 연변경향이 발생하기도 한다.

원전
'상한론(傷寒論, 3세기)' 장중경 (張仲景, 150 ?~219)

물오약실방함구결(勿誤藥室方函口訣) 발췌, 비역(飛譯)
맥문동탕은 '주후방(肘後方)'에 나와있듯 '肺痿, 咳唾, 涎沫不止, 咽燥而渴'
하는 환자에게 사용한다. '금궤(金匱)'에는 대역상기(大逆上氣)라고 되어 있
는데, 폐결핵(폐위), 백일해(돈해[頓咳]), 임신 시 마른기침에도 대역상기의
의미에 해당하는 증상이 있다면 효과가 있다. 이 4글자는 간결하지만 의미
가 깊다. 소아의 장기간 이어지는 기침에는 석고를 추가하면 효과가 있다.

3초룰을 대입하면	
약재구성 (5가지)	복령 4, 작약 3, 창출 3, 생강 1.5, 부자 0.5
15분류 차트	부자제❽ (냉증 상태에) 이수제❾ (수분 밸런스를 개선)
처방 방향성	없음
허실	허증용 (간이판 −1.0) 정밀판 −1.0
한열	❶온열 (부자)
기혈수	❷수 (창출)
기역, 기울, 기허, 혈허, 어혈, 수독	수독 (복령, 창출)
복진	심하진수음
육병위	소음병 (❶진무탕) ┌→ 혀는 박백(薄白)~특이소견 없음 └→ 침약맥(沈弱脈)

한방 전문의 레벨

달인 레벨

감초가 없는 부자제. 고령자의 호소에 널리 사용가능

보험적용병명, 병태
신진대사가 침체된 다음 상황 : 위장질환, 위장허약증, 만성장염, 소화불량, 위무력증, 위하수증, 신증후군, 복막염, 뇌출혈, 척수질환에 의한 운동 및 감각마비, 신경쇠약, 고혈압, 심장판막증, 심부전으로 심계항진, 반신불수, 류마티스, 노인성 소양증

이런 증상에도
설통증, 감기, 어지럼, 냉증

룰을 통해 유추해 볼 수 있는 전형적인 환자상
분류차트 상 부자가 함유되어 있으므로 부자제, 그리고 창출과 복령이 있어 이수제임을 알 수 있다. 부자가 있으면 한열룰 상 첫 단계에서 자동적으로 열약(熱藥)으로 분류하게 된다. 허실점수는 간이판, 정밀판 모두 −1점이다. 따라서 허약자(허증)용 한방약에 해당하며, 복부는 연약한 것이 기본적인 이미지이다. 주요 한방약 중 진무탕과 마황부자세신탕 만이 육병위상 소음병으로 분류되는 처방이다.

원포인트 어드바이스
진무탕은 고령자나 냉증경향이 심한 사람에게는 만능약이라 볼 수 있다. '음증용(陰證用) 갈근탕'이라고 예로부터 불려왔다. 감초도 함유하고 있지 않아서 고령자의 다양한 호소에 편하게 사용할 수 있다.

원전
'상한론(傷寒論, 3세기)' 장중경 (張仲景, 150 ?~219)

물오약실방함구결(勿誤藥室方函口訣) 발췌, 비역(飛譯)
진무탕은 '내유수기(内有手氣)'를 목표로 한다. 다른 부자제와 달리 수음 탓에 명치부에 두근거림이 발생하고, 눈 앞이 징징~거리며 흔들려 넘어지기도 한다. 또한 마비되고, 손발에 경련이 생겨 당기기도 하며, 몸이 붓고, 소변이 감소한다. 요견흉배부는 메마른다. 맥은 얇으며 잘 만져지지 않는다. 부허(浮虛)하다. 대개 명치부가 단단해지면서 입맛이 없는 사람이 사지가 무겁고, 아프며, 설사하는 경우에 사용하면 효과가 있다.

3초룰을 대입하면	
약재구성 (4가지)	대조 4, 오수유 3, 인삼 2, 생강 1.5
15분류 차트	없음
처방 방향성	온열시켜 진통 (오수유)
허실	허증용 　(간이판　−1.0) 　　　　　정밀판　−1.0
한열	❷온열 (인삼)
기혈수	❶기 (인삼)
기역, 기울, 기허, 혈허, 어혈, 수독	없음
복진	없음
육병위	태음병 (❿인삼) ┬▶ 혀는 박백(薄白)~특이소견 없음 　　　　　└▶ 침약맥(沈弱脈)

왼쪽 세로 레이블: 한방 전문의 레벨 / 달인 레벨

보험적용병명, 병태

손발이 쉽게 차가워지는 중등도 이하 체력을 가진 사람의 다음 증후 : 습관성 편두통, 습관성 두통, 구토, 각기충심(脚氣衝心)

이런 증상에도

냉증, 위 불쾌감, 편두통, 딸꾹질

룰을 통해 유추해 볼 수 있는 전형적인 환자상

오수유탕은 분류차트 상 특별히 해당되는 카테고리가 없다. 처방 방향성 측면에서는 오수유를 함유하고 있어 온열시켜 진통함을 알 수 있다. 한열 룰 상으로는 인삼을 함유하고 있어 온열하는 한방약에 해당한다. 허실점수는 간이판, 정밀판 모두 −1점이다. 허약자용(허증용) 한방약임을 유추해 볼 수 있겠다.

원포인트 어드바이스

오수유탕은 오수유와 인삼 외 생강과 대조를 함유하고 있다. 생강과 대조는 예로부터 조미료로 가정에서 상비하던 것이다. 따라서 특별히 중요한 약재는 오수유와 인삼뿐이다. 그리고 오수유를 함유한 한방약으로는 오수유탕 외에 온경탕, 당귀사역가오수유생강탕이 있다. 오수유탕처럼 쓴맛을 지닌 한방약을 맛있다고 할 때는 그 처방이 환자에게 잘 맞는다는 힌트 중 하나가 된다. 4주간 증상에 변화가 별로 없더라도 지속 복용하게 한다. 또한 생각보다는 맛이 괜찮다고 이야기하는 것도 지속복용의 한 힌트가 된다. 맛은 사실 굉장히 중요한 처방선택인 것이다.

원전

'상한론(傷寒論, 3세기) 금궤요략(金匱要略, 3세기)' 장중경 (張仲景, 150 ?∼219)

물오약실방함구결(勿誤藥室方函口訣) 발췌, 비역(飛譯)

오수유탕은 위내(胃內)의 수(水, 탁음[濁飮])를 잡아 하강시키는 것을 목표로 사용한다. 따라서 침이나 군침(연말[涎沫])을 흘리는 사람을 치료하며, 두통을 치료한다. 음식을 먹으면 구토하는 것을 치료하며, 가슴이 갑갑하다며 격한 구토(번조토역[煩躁吐逆])를 하는 경우도 치료한다.

3초룰을 대입하면	
약재구성 (4가지)	건강 3, 감초 3, 창출 3, 인삼 3
15분류 차트	없음
처방 방향성	없음
허실	허증용 (간이판 −1.0) 정밀판 −2.0
한열	❶온열 (건강)
기혈수	❶기 (인삼), 수(창출)
기역, 기울, 기허, 혈허, 어혈, 수독	없음
복진	심하비경(心下痞硬) (인삼)
육병위	태음병 (❿인삼) ─┬→ 허는 박백(薄白)~특이소견 없음 └→ 침약맥(沈弱脈)

(좌측 세로 레이블: 한방전문의 레벨 / 달인 레벨)

초(超)허증용, 위장약 이미지

보험적용병명, 병태

체질허약인 혹은 허약으로 인해 체력저하된 사람의 다음 증상 : 급성, 만성 위장염, 위무력증, 위확장, 입덧, 위축신

이런 증상에도

위염, 만성설사, 늑간신경통, 냉증, 피로

룰을 통해 유추해 볼 수 있는 전형적인 환자상

분류차트와 처방 방향성 측면에서는 해당되는 카테고리가 없다. 허실점수는 간이판 −1점, 정밀판 −2점에 해당하여 허약자용 한방약이라고 볼 수 있다. 한열룰 상으로는 건강이 함유되어 있어 열약으로 볼 수 있다. 복부소견은 복벽이 얇고 연약한 것 외에는 특별한 소견이 없다. 마황을 잘 복용하기 어려울 때 명치부의 수분저류음(심하진수음[心下振水音])이 나타나므로 심하진수음 유무가 처방선택의 포인트가 될 수도 있다.

원포인트 어드바이스

인삼탕은 구성약재가 4가지인 한방약으로 인삼, 감초, 창출, 건강으로 구성된다. 특별히 사용빈도가 적은 약재는 없어, 4가지 구성약재의 협조 효과가 인삼탕이라는 한방약의 성격을 구축하고 있다. 건강, 인삼, 창출을 동시에 함유하고 있는 한방약으로는 인삼탕, 대방풍탕, 계지인삼탕이 있다.

원전

'상한론(傷寒論, 3세기) 금궤요략(金匱要略, 3세기)' 장중경 (張仲景, 150?~219) 이중탕으로 기록되어 있다.

물오약실방함구결(勿誤藥室方函口訣) 발췌, 비역(飛譯)

인삼탕은 흉부가 막혀 가슴부터 등에 걸쳐 아파 편히 잘 수 없는 상태(흉비[胸痺])의 허증을 치료하는 약이다. 이중환을 탕으로 만든 것으로 한사(寒邪)에 맞은 경우(중한[中寒]), 토사(곽란[霍亂]) 등 모든 태음토리(太陰吐利)의 증상에 사용하면 유효하다. 수족말단부터 찬(궐랭[厥冷]) 경우에는 국방(局方)의 기록에 따라 부자를 추가하면 부자탕, 진무탕에 가까워지며, 내측의 습(내습[內濕])을 제거하는 작용이 있다.

3초룰을 대입하면	
약재구성 (5가지)	동과자 6, 도인 4, 목단피 4, 대황 2, 망초 1.8
15분류 차트	구어혈제❿ (혈의 저류를 개선) 승기탕류⓬ (하제, 진정, 혈의 저류를 개선)
처방 방향성	없음
허실	실증용 (간이판 0.0) 정밀판 3.0
한열	❷한량 (대황)
기혈수	❶혈 (도인, 목단피, 대황)
기역, 기울, 기허, 혈허, 어혈, 수독	어혈 (도인, 목단피, 대황)
복진	소복경만(小腹硬滿) (도인, 목단피, 대황)
육병위	양명병 (❸대황+망초) ─┌─▶ 혀는 황태(黃苔) └─▶ 침실맥(沈實脈)

한방전문의 레벨 (허실 ~ 기역, 기울, 기허, 혈허, 어혈, 수독)

달인 레벨 (복진 ~ 육병위)

대황과 목단피의 구어혈작용 위주의 처방이며, 과거에는 충수염에도 처방했다

보험적용병명, 병태
비교적 체력이 좋고, 하복통이 있으며 변비 경향인 사람의 다음 증상 : 월경 불순, 월경곤란, 변비, 치질

이런 증상에도 변비, 치핵, 초기 충수염, 월경이상, 복만(腹滿)

룰을 통해 유추해 볼 수 있는 전형적인 환자상

대황과 망초를 함유하고 있으므로 분류차트 상 승기탕류에 해당한다. 또한 도인, 목단피, 대황이 함유되어 있어 고혈(古血)의 응집을 해소하는 약(활혈거어제)에 해당한다. 허실점수는 간이판 0점, 정밀판 3점으로 차이가 꽤 있다. 정밀판 상으로는 완강한 사람이라는 느낌이며, 복부에는 확실히 힘이 들어가 있고, 어혈소견에 해당하는 하복부 압통(소복경만[少腹硬滿])을 보이는 점이 처방선택의 힌트가 된다. 대황을 함유하고 있으므로 변비도 처방선택의 한 힌트이다. 기혈수룰 상으로는 혈(血)과 관련된 약재에 눈이 간다. 승기탕류는 육병위 상으로는 양명병(배가 부르며 계류열[continued fever, 稽留熱])에 해당한다. 설진 소견 상 황태가 있을 수 있으며, 맥진 소견은 깊은 부위에서 촉지되고 크게(침실[脈實]) 나타나는 것이 전형소견이다.

원포인트 어드바이스

허실점수 간이판과 정밀판 사이에 3점의 괴리가 있는 것은 두 버전의 역할 차이가 있기 때문이다. 정밀판을 기준으로 보면, 도인, 망초, 대황, 석고는 실증용이며, 계피, 건강, 황기는 허증용에 해당하여 3점에 해당한다. 사실 간이판은 기본처방인 15처방 분류용으로 만들어진 것이고, 정밀판은 128처방 전반에 걸쳐 분류가 가능하도록 제작한 것이다.

원전 '금궤요략(金匱要略, 3세기)' 장중경 (張仲景, 150 ?~219)

물오약실방함구결(勿誤藥室方函口訣) 발췌, 비역(飛譯)

대황목단탕은 충수염이 농양이 되기 전에 사용할 수 있는 처방이다. 도핵승기탕과 비슷하다. 어혈과 기가 극심하게 치받아 오르는 상태(어혈충역[瘀血衝逆])에 사용한다. 도핵승기탕의 증상에 해당하면서 소변이 나오지 않는 경우에는 이 처방이 좋다. 치질, 임균성방광염, 서혜부 림프절 종창(변독[便毒])에도 유효하다. 혈액을 밀어내며, 소변이 나오게 하는 효과가 있다.

3초룰을 대입하면	
약재구성 **(5가지)**	석고 15, 지모 5, 감초 2, 인삼 1.5, 갱미 8
15분류 차트	없음
처방 방향성	청량작용 (지모)
허실	중간용 (간이판 −1.0) 정밀판 0.0
한열	❶한량 (석고)
기혈수	❷기 (인삼), 수 (석고)
기역, 기울, 기허, **혈허, 어혈, 수독**	없음
복진	없음
육병위	양명병 (❷백호가인삼탕) ┬▶ 혀는 황태(黃苔) └▶ 침실맥(沈實脈)

左余白: 한방전문의 레벨 / 달인 레벨

백호는 석고, 한랭 효과를 내는 대표 약재, 몸과 마음을 모두 식혀주는 이미지의 처방

보험적용병명, 병태
갈증과 상열감이 있는 경우

이런 증상에도
상기, 상열, 피부염, 여름탐, 소양감, 작열감

룰을 통해 유추해 볼 수 있는 전형적인 환자상
백호가인삼탕은 분류차트에 해당하는 약재는 포함되어 있지 않다. 약재의 방향성 측면에서 볼 때 지모가 함유되어 있으므로 청량작용이 있음을 알 수 있다. 허실점수는 간이판 −1점, 정밀판 O점이다. 중간정도의 체형에 유효하다는 이미지가 있다. 한열룰 상으로는 첫번째 스텝으로 석고가 있으므로 자동적으로 식히는 약효를 가진 한방약임을 알 수 있다. 따라서 전신에 열감이 있는 이미지로 생각해보면 좋겠다. 복부소견은 특별한 것이 없다. 육병위룰 상 백호가인삼탕은 그 자체로 양명병에 분류된다. 양명병이므로 설진 상 황태가 있고, 맥은 침실하다. 기혈수룰 상 혈에 분류되는 약재는 전혀 들어 있지 않다는 것도 특징이다.

원포인트 어드바이스
육병위룰 상 한방약 그 자체로 바로 분류가 가능한 것이 소음병에 해당하는 진무탕과 마황부자세신탕, 양명병의 백호가인삼탕, 그리고 태음병의 대황감초탕이다. 석고가 함유되어 있으면 통상 소양병으로 분류할 수 있지만, 백호가인삼탕은 예외적으로 양명병용 처방이라 생각할 수 있겠다.

원전
'상한론(傷寒論, 3세기) 금궤요략(金匱要略, 3세기)' 장중경 (張仲景, 150?~219)

물오약실방함구결(勿誤藥室方函口訣) 발췌, 비역(飛譯)
백호가인삼탕은 위중의 수분이 부족해져 목이 마르고 매우 갈증이 있는 경우(대번갈[大煩渴])를 치료한다. 땀이 많이 난 후, 또는 하법을 잘못 사용한 뒤에 사용한다. 백호탕에 비해 약간 이증(裏證) 처방이다. 따라서 표증이 있으면 사용해선 안된다.

3초룰을 대입하면	
약재구성 (4가지)	시호 5, 작약 4, 지실 2, 감초 1.5
15분류 차트	시호제❷ (아급성기, 만성기용, 항염증 및 진정작용)
처방 방향성	없음
허실	중간용 (간이판 0.0) 정밀판 0.0
한열	중간 (해당없음)
기혈수	❶기 (시호)
기역, 기울, 기허, 혈허, 어혈, 수독	없음
복진	복직근연급 (작약 4g 이상 + 감초) 흉협고만(胸脇苦滿) (시호)
육병위	소양병 (❺시호) ─┬→ 혀는 백태(白苔) (드물게 황태[黃苔]) └→ 중간맥

왼쪽 세로 라벨: 한방 전문의 레벨 / 달인 레벨

시호제이며 작약, 감초를 함유. 스트레스에 유효한 약

보험적용병명, 병태

비교적 체력이 좋으므로, 대시호탕증과 소시호탕증의 중간증을 보이는 사람의 다음 증상 : 담낭염, 담석증, 위염, 위산과다, 위궤양, 위염, 기관지염, 신경질, 히스테리

이런 증상에도

스트레스성 위염, 고혈압, 위통, 복통, 요통

룰을 통해 유추해 볼 수 있는 전형적인 환자상

분류차트 상 시호제. 허실점수는 간이판, 정밀판 모두 0점이다. 한열룰에 맞는 해당 약재가 없어 중간에 해당한다. 작약이 4g 이상 함유되어 있고, 감초가 함께 있으므로 복직근연급과 시호가 함유되어 있으므로 흉협고만에 나타난다는 점이 처방선택의 힌트가 된다. 복부긴장은 중등도이다. 시호제는 지연화되고 있는 상태(소양병)에 적합한 처방이며, 설진 상 백태가 나타나고, 맥진 상 맥은 얕지도 깊지도 않게 촉지되는 상태(중간)이다.

원포인트 어드바이스

사역산은 구성약재가 4가지이며 예로부터 다수의 가미처방이 고안되어 왔다. 오츠카 케이세츠가 에도시대 최고 임상의로 극찬한 와다 도카쿠는 사역산에 약재를 추가한 처방을 다수 사용했다.

원전 '상한론(傷寒論, 3세기)' 장중경 (張仲景, 150 ?~219)

물오약실방함구결(勿誤藥室方函口訣) 발췌, 비역(飛譯)

사역산은 대시호탕의 변방이므로 소음(少陰)에서 열사가 내결(內結)하여 궐(厥)한 경우(열궐[熱厥]한 경우)를 치료할 뿐 아니라 상한이면서 신경이 예민하고(간瘤]), 말이 통하지 않는 상태(망어번조[妄語煩燥])면서, 딸꾹질을 하는 등의 증상에 특히 유효하다. 복부소견은 심와부에서 늑골하궁에 응어리가 있으며, 그 응어리는 흉부에 영향을 미쳐 연급(攣急)은 심하고, 열실(熱實)은 적다. 대황, 황금이 없어, 단지 심와부와 늑골궁하를 부드럽게 풀어주는 것이 주목적이다. 와다 도카쿠는 장기간 이 처방으로 전염병과 일반병을 치료해 왔다. 장중경의 충신이라고 할 만하다.

3초룰을 대입하면	
약재구성 (4가지)	석고 10, 방기 4, 계피 3, 인삼 3
15분류 차트	없음
처방 방향성	진통 (방기)
허실	허증용 (간이판 −1.0) 정밀판 −0.5
한열	❶한량 (석고)
기혈수	❶기 (인삼, 계피), 수 (석고, 방기)
기역, 기울, 기허, 혈허, 어혈, 수독	기역 (계피)
복진	없음
육병위	소양병 (❺석고) ─┬─▶ 혀는 백태(白苔) (드물게 황태[黃苔]) 　　　　　└─▶ 중간맥

한방 전문의 레벨

달인 레벨

원래 심부전 약, 사실은 석고제

보험적용병명, 병태
안색이 맑지 않고, 기침을 동반한 호흡곤란이 있으며, 심장하부에 긴장압 중감이 있으면서, 심장 또는 신장질환이 있는 경우, 부종, 심장성천식

이런 증상에도
순환기내과가 발전한 최근에는 이 처방을 사용할 일이 그다지 많지 않다.

룰을 통해 유추해 볼 수 있는 전형적인 환자상
석고, 방기, 계피, 인삼 총 4가지 약재로 구성된 한방약이다. 분류차트에 맞는 약재가 없다. 약재 방향성 측면에서 방기가 있기 때문에 진통작용이 있음을 알 수 있다. 한열룰 상 석고가 함유되어 있어 자동적으로 한랭하는 한방약으로 판단할 수 있겠다. 인삼과 계피 같은 두번째 스텝에서는 따뜻하게 하는 약재가 함유되어 있기는 하지만 석고가 있으면 일단 한랭하는 한방약으로 판단할 수 있다. 허실점수는 간이판 −1점, 정밀판 −0.5점이다. 허약자(허증)용 처방이다.

원포인트 어드바이스
현대의학적으로 심부전 부종에 사용해왔던 것 아닌가 싶다. 소변이 잘 나오지 않고, 부종이 있으며, 복수가 명확하고, 복부가 단단한 이미지로 볼 수 있겠다. 이 한방약이 어느 정도까지 효과를 낼 것인가는 사실 불분명하다. 서양의학적 처지가 우선인 모던캄포의 입장에서는 심부전에 한방약을 활용하여 대응할 일이 많지 않다. 하지만 현대의료로 해결방법이 없을 때는 추후 이 한방약을 활용할 순서가 있을 수 있겠다. 그런 상황을 언제나 기대하고 있다.

원전
'금궤요략(金匱要略, 3세기)' 장중경 (張仲景, 150 ?~219)

물오약실방함구결(勿誤藥室方函口訣) 발췌, 비역(飛譯)
목방기탕은 흉부에 수분 밸런스가 무너져 기침하고 기가 역상(해역[咳逆])하고, 책상에 기대어 호흡(기식[倚息])하며, 숨이 차서(단기[短氣]) 잠을 잘 자지 못하는 것을 치료한다.

3초룰을 대입하면	
약재구성 (12가지)	진피 3, 반하 3, 백출 3, 복령 3, 천마 2, 황기 1.5, 택사 1.5, 인삼 1.5, 황백 1, 건강 1, 생강 0.5, 맥아 2
15분류 차트	삼기제❺ (체력, 기력을 올림) 이수제❾ (수분 밸런스를 개선)
처방 방향성	소화기용 (진피)

한방 전문의 레벨	허실	허증용 (간이판 −1.0) (정밀판 −3.0)
	한열	❶온열 (건강)
	기혈수	❶기 (인삼) 수 (택사, 반하, 백출, 건강)
	기역, 기울, 기허, 혈허, 어혈, 수독	기허 (인삼, 황기) 수독 (백출, 택사, 진피, 반하)
달인 레벨	복진	없음
	육병위	소양병 (❺진피) ┌→ 혀는 백태(白苔) └→ 중간맥

인삼과 황기를 함유한 삼기제 어지럼 버전

보험적용병명, 병태
위장이 허약하며 하지냉증, 부종, 두통이 있는 경우

이런 증상에도 과민대장증후군, 피로, 기립저혈압

룰을 통해 유추해 볼 수 있는 전형적인 환자상
인삼(조선인삼)과 황기를 함유하고 있으므로 분류차트 상 삼기제 범주임을 알 수 있다. 또한 반하, 창출, 복령, 택사가 함유되어 있어 이수제 범주에도 들어간다. 진피를 함유하였으므로 처방 방향성 측면에서 소화기용으로도 유익함을 알 수 있다. 허실점수는 간이판 −1점, 정밀판 −3점이다. 허증용 처방인 것이다. 한열룰 상으로는 건강에 주목해 보았을 때, 온열효과를 지닌 한방약에 해당한다. 전형적인 환자 이미지를 그려보면, 허약하며 가냘프고, 몸 전체가 냉하며, 복부는 연약하고 수분 언밸런스(수독)에 의한 어지럼과 구역이 있고, 허약하여 마황을 사용할 수 없는데, 명치부의 수분저류음(위내진수음[胃內振水音])을 보일 수 있다.

원포인트 어드바이스
주요 한방약 엑스제 중에는 10가지 삼기제가 있다. 그중 수분 언밸런스(수독)의 요소가 심할 때 사용할 수 있는 처방이 바로 반하백출천마탕이다. 기력이 없고, 쉽게 피로하며, 어지러워 할 때 쓰는 처방이라고 간단히 이해해도 처방선택에는 도움이 된다. 삼기제이므로 환자를 조금이라도 실증경향으로 만들어 주고 싶을 때, 장기적으로 처방할 수도 있다.

원전
'동원시행방(東垣試行方)' 이동원 (李東垣, 1180~1251) [쯔무라는 비위론]

물오약실방함구결(勿誤藥室方函口訣) 발췌, 비역(飛譯)
반하백출천마탕의 주요 처방목표는 담음, 두통이다. 소화기능이 약하고, 위에 정체된 소화되지 않은 음식(탁음[濁飮])을 토하며 항상 두통으로 힘들어 하는 사람을 치료한다. 탁음상역(濁飮上逆)이 심하여 구역감이 심한 경우에는 오수유탕이 효과적이다. 만약 냉증에 의한 복통(산[疝])이 있다면 당귀사역가오수유생강탕이 효과적이다.

3초룰을 대입하면	
약재구성 (9가지)	대조 5, 계피 3, 작약 3, 당귀 3, 목통 3, 감초 2, 오수유 2, 세신 2, 생강 1
15분류 차트	온성구어혈제❶ (혈의 저류를 개선) 계지탕류⑬ (한방의 기본처방)
처방 방향성	진통 (세신) 온열시켜 진통 (오수유)
허실	허증용 (간이판 −1.0) 정밀판 −1.5
한열	❷온열 (계피, 당귀)
기혈수	❶기 (계피), 혈 (당귀)
기역, 기울, 기허, 혈허, 어혈, 수독	기역 (계피) 어혈 (당귀 O, 지황 X)
복진	소복경만 (小腹硬滿) (당귀 O, 지황 X)
육병위	태음병 ❻계지탕을 기본으로 ┐→ 혀는 박백(薄白)~특이소견없음 ❿당귀 ┘→ 침약맥

좌측 세로 레이블: 한방 전문의 레벨 (허실~기역·기울·기허·혈허·어혈·수독), 달인 레벨 (복진~육병위)

계지탕+오수유 등의 방의, 동상 특효약!

보험적용병명, 병태

수족냉증을 느끼며, 하지가 냉하면 하지 또는 하복부에 통증이 발생하는 사람의 다음 모든 증상 : 동상, 두통, 하복통, 요통

이런 증상에도   냉증, 간헐성파행, 하지통, 탄발지

룰을 통해 유추해 볼 수 있는 전형적인 환자상

분류차트 상 당귀를 함유하지만 지황은 함유하지 않았기 때문에 온성구어혈제임을 알 수 있다. 또한 계지탕을 함유하고 있으므로 계지탕류에 해당한다. 처방 방향성 측면에서 보면, 세신의 진통, 오수유의 온열시켜 진통시키는 작용이 포함되어 있다. 허실점수는 간이판 −1점, 정밀판 −1.5점이다. 한열룰 상 황련, 석고, 건강, 부자 등 제1스텝에 해당하는 약재는 함유되어 있지 않기 때문에 스텝 2로 넘어가 생각해보면, 계지와 인삼이 있으므로 온열하는 작용이 있다고 판단할 수 있다. 복진소견은 가냘픈 체격이며 연약한 복부를 가졌다고 상상해 볼 수 있겠고, 여기에 고혈(古血)의 저류(어혈)가 있기 때문에 하복부 압통(소복경만[小腹硬滿])을 보일 가능성이 있다. 계피는 쉽게 상처를 입을 수 있는 상태(기역[氣逆])에도 유효하고, 두통 같은 증상이 있어도 사용하기 적절하다. 육병위 측면에서는 당귀가 있기 때문에 태음병에 해당하고, 맥은 침하면서 혀는 박백(薄白)하다.

원포인트 어드바이스

오수유는 온열시키며 통증을 잡는 약재이다. 계지탕에 오수유, 세신, 목통, 당귀가 추가된 것이 당귀사역가오수유생강탕이다. 동상에 유효한 것은 오수유의 효능과 약재 합산에 따른 시너지 효과로 봐야 할 것 같다.

원전   '상한론(傷寒論, 3세기)' 장중경 (張仲景, 150 ?~219)

물오약실방함구결(勿誤藥室方函口訣) 발췌, 비역(飛譯)

당귀사역탕은 궐음표한(厥陰表寒)의 궐냉(厥冷)을 치료하는 약이다. 계지탕의 변방으로 계지탕 적응증이면서 혈분(血分)이 폐색된 경우 사용한다. 그렇기 때문에 선인들은 궐음병뿐 아니라 한열승복(寒熱勝復)하여 손발이 차가울 때에 사용했다. 또한 오수유, 생강은 이른바 산적(疝積)의 제1선택약이다.

3초룰을 대입하면	
약재구성 (4가지)	복령 6, 계피 4, 창출 3, 감초 2
15분류 차트	이수제❾ (수분 밸런스를 개선)
처방 방향성	없음
허실	허증용 (간이판 0.0) 　　　정밀판 −0.5
한열	❷온열 (계피)
기혈수	❶기 (계피), 수(창출)
기역, 기울, 기허, 혈허, 어혈, 수독	기역 (계피), 수독 (복령, 창출)
복진	없음
육병위	소양병 (⓫) ┬▸ 혀는 백태(白苔) 　　　└▸ 중간맥

왼쪽 세로: 한방전문의 레벨 / 달인 레벨

110

어지럼 제1선택약

보험적용병명, 병태

어지럼, 흔들거림이 있으며, 두근거림이 있으면서 소변량이 감소한 사람의 다음 모든 증상 : 신경질, 노이로제, 어지럼, 두근거림, 숨참, 두통

이런 증상에도

기립저혈압, 꽃가루알레르기, 초조

룰을 통해 유추해 볼 수 있는 전형적인 환자상

영계출감탕은 복령, 계피, 창출, 감초 4가지 약재로 구성된 한방약이다. 분류차트 상 복령과 창출을 함유하고 있으므로 수분 언밸런스를 개선하는 한방약(이수제)의 범주에 들어간다. 허실점수는 간이판　0점, 정밀판　−0.5점이다. 어떤 체격이든 사용할 수 있는 느낌의 처방이다. 계피를 함유하고 있으므로 정신적으로 쉽게 상처를 입을 수 있는 상태(기역[氣逆])에도 유효하다. 한열룰 상 계피가 함유되어 있으므로 온열하는 한방약이다.

원포인트 어드바이스

영계출감탕은 어지럼의 제1선택약이다.

원전

'상한론(傷寒論, 3세기) 금궤요략(金匱要略, 3세기)' 장중경 (張仲景, 150 ?~219)

물오약실방함구결(勿誤藥室方函口訣) 발췌, 비역(飛譯)

복령계지백출감초탕은 기관지천식이나 폐기종, 수분 언밸런스(지음[支飮])을 잡을 목적으로 사용한다. 기가 인후에 상충, 어지럼, 손발을 떠는 증상은 모두 수음(水飮)에 의한 것이다. 기즉두현(起則頭眩)이 처방의 주요 목표인데, 누워 있을 때 어지러워도, 심하역만(心下逆滿)이 있다면 사용할 수 있다. 이 처방으로 낫지 않을 때는 택사탕을 사용한다. 이 처방은 항상 어지럽지 않더라도 머리에 뭔가가 씌워진 것 같은 어지럼(모현[冒眩])이 있으면서 얼굴이 터질 것 같은 느낌이 들 때도 사용할 수 있다. 또한 이 처방은 두근거림을 주요 목표로 사용할 수도 있으므로 그때는 시호계지건강탕 적응증과의 감별이 중요하다. 이 처방은 안색이 밝으며 얼굴 표면에 긴장감이 있고, 맥이 침긴(沈緊)하지 않다면 효과가 없다.

3초룰을 대입하면	
약재구성 (5가지)	활석 3, 택사 3, 저령 3, 복령 3, 아교 3
15분류 차트	이수제❾ (수분 밸런스를 개선)
처방 방향성	지혈 (아교)
허실	중간용　(간이판　0.0) 　　　　　정밀판　0.0
한열	중간 (해당없음)
기혈수	❶수 (택사, 저령)
기역, 기울, 기허, 혈허, 어혈, 수독	수독 (택사, 저령, 복령)
복진	없음
육병위	소양병 (❼저령) ┬▶ 허는 백태(白苔) (드물게 황태[黃苔]) 　　　　　└▶ 중간맥

왼쪽 세로 라벨: 한방 전문의 레벨 / 달인 레벨

오령산과 함께 대표적인 이수제, 그리고 계피 없음

보험적용병명, 병태
소변량감소, 소변난, 갈증을 호소하는 사람의 다음 모든 증상 : 요도염, 신장염, 신결석, 임질, 배뇨통, 혈뇨, 요이하부종, 잔뇨감, 설사

이런 증상에도　설사, IgA 신병증, 빈뇨

룰을 통해 유추해 볼 수 있는 전형적인 환자상
분류차트 상 저령, 복령, 택사가 함유되어 있으므로 이수제 범주에 들어간다. 허실점수는 0점이며, 중간정도의 체형을 기본으로 하며, 보다 폭넓게 체격과 관계 없이도 유효하다. 처방 방향성 측면에서 보면 아교가 함유되어 있어 지혈효과를 기대할 수 있다. 한열룰 상 해당 약재가 없어 온열, 한량 그 어느 쪽에도 치우치지 않는 처방이라고 추정할 수 있다. 복부소견도 특별한 소견은 없다. 저령을 함유하고 있기 때문에 지연화되고 있는 상태(소양병)용 처방으로 추측할 수 있으며, 혀는 백태이며, 맥은 얕지도 깊지도 않게 촉지되는 상태(중간)에 해당한다.

원포인트 어드바이스
저령탕은 오령산과 함께 수분 언밸런스를 개선(이수)하는 효과가 강한 대표적인 한방약이다. 오령산에는 계피가 함유되어 있으나, 저령탕에는 활석과 아교가 함유되어 있다. 오령산이 기분의 호소도 포함한 몸 전체의 언밸런스에 사용할 수 있는데 반해, 저령탕은 비뇨기계통의 호소를 타깃으로 자주 사용되는 경향이 있다.

원전
'상한론(傷寒論, 3세기) 금궤요략(金匱要略, 3세기)' 장중경 (張仲景, 150 ?~219)

물오약실방함구결(勿誤藥室方函口訣) 발췌, 비역(飛譯)
저령탕은 하복부(하초[下焦])의 축열(蓄熱) 그리고 이뇨에 대한 처방이다. 만약 횡격막보다 상부(상초)에 사(邪)나 표열(表熱)이 있다면 오령산을 사용한다. 이 처방은 하복부 병변을 주목적으로 하므로 임병 유사 질환(임질)이나 혈뇨를 치료한다. 또한 부종을 보이며 실증에 속하는 환자, 하부에 부종이 있더라도 호흡이 정상적인 경우에 사용한다.

3초룰을 대입하면	
약재구성 (10가지)	황기 4, 창출 4, 인삼 4, 당귀 3, 시호 2, 대조 2, 진피 2, **감초 1.5**, 승마 1, 생강 0.5
15분류 차트	시호제❷ (만성기), 삼기제❺ (체력, 기력을 돋움), 온성구어혈제⓫ (혈의 저류를 개선)
처방 방향성	소화기용 (진피)
허실	허증용 (간이판 −2.0) 정밀판 −3.0)
한열	❷온열 (인삼, 당귀)
기혈수	❶기 (인삼, 시호), 혈(당귀), 수 (창출, 황기)
기역, 기울, 기허, 혈허, 어혈, 수독	기허 (인삼+황기) 어혈 (당귀 O, 지황 X)
복진	흉협고만(胸脇苦滿) (시호) 소복경만(小腹硬滿) (당귀 O, 지황 X)
육병위	소양병 (❺시호) ┬→ 혀는 백태(白苔) └→ 중간맥

(좌측 세로) 한방 전문의 레벨 / 달인 레벨

삼기제 중의 천하장사!

보험적용병명, 병태

소화기능이 쇠약하고, 사지권태감이 현저한 허약체질인 사람의 다음 모든 증상 : 더위먹음, 병후 체력증강, 결핵증, 식욕부진, 위하수, 감기, 치질, 탈항, 자궁하수, 음위(陰萎), 반신불수, 다한증

이런 증상에도

면역부활, 우울, 아토피, 도한, 변비

룰을 통해 유추해 볼 수 있는 전형적인 환자상

분류차트 상 시호제이면서, 삼기제이고, 온성구어혈제이다. 허실점수 상 허약자용임을 알 수 있다. 시호제이기 때문에 늑골궁하 압통(흉협고만[胸脇苦滿])이, 온성구어혈제이므로 하복부 압통(소복경만[소복경만])이 나타날 가능성이 있다. 삼기제이므로 기력이 없는 상태(기허)에 유효할 가능성이 높다. 삼기제이지만 시호가 함유되어 있기 때문에 육병위상 소양병용 처방에 해당한다.

원전

'내외상변혹론(内外傷辨惑論, 1247)' 이동원 (李東垣, 1180~1251) 의왕탕으로 소개

물오약실방함구결(勿誤藥室方函口訣) 발췌, 비역(飛譯)

의왕탕(=보중익기탕)은 원래 이동원이 건중탕, 십전대보탕, 인삼양영탕 등을 참고하여 조합한 처방이다. 후세방 유파별로 다양한 구결(비전의 코멘트)이 있는데, 결국은 모두 소시호탕의 허약용 처방으로 사용한다는 내용으로 귀결된다. '보중(補中, 위장을 보함)', '익기(益氣, 기를 더함)', '승제(升提, 축쳐진 것을 들어올림)' 같은 단어에 너무 얽매일 필요는 없다. 주요 적응증은 다음 8가지이다. ①수족권태감, ②언어경미, ③눈에 힘이 들어가지 않음, ④구중생타(口中生唾), ⑤입맛이 없음, ⑥따뜻한 음식이 좋음, ⑦배꼽에서 동계가 느껴짐, ⑧맥이 크고 무력

이 중 1, 2 증상이 있다면 바로 보중익기탕의 적응증에 해당한다.

성별에 관계없이 이 처방을 장기적으로 복용하면 효과적이다. 치질이나 탈항, 쉽게 피로해 하는 경우 사용한다. 뜨거운 음식을 좋아할 경우에는 부자를 추가해서 사용한다.

3초룰을 대입하면	
약재구성 (8가지)	창출 4, 인삼 4, 반하 4, **복령 4,** 대조 2, 진피 2, **감초 1,** 생강 0.5
15분류 차트	사군자탕류**❻** (빈혈증상을 보함) 이수제**❾** (수분 밸런스를 개선)
처방 방향성	소화기용 (진피)

한방 전문의 레벨	허실	허증용 (간이판 −1.0) 정밀판 −1.0
	한열	**❷온열** (인삼)
	기혈수	**❶기** (인삼), 수 (반하, 창출)
	기역, 기울, 기허, 혈허, 어혈, 수독	기허 (사군자탕), 수독 (반하, 복령)

달인 레벨	복진	심하진수음 (육군자탕)
	육병위	소양병 (**❼**진피)┌→ 혀는 백태(白苔) └→ 중간맥

식욕부진에 차근히 복용하도록 시도

보험적용병명, 병태
위장이 약하여 식욕이 없고, 명치가 갑갑하고, 쉽게 피로하며, 빈혈성으로 손발이 쉽게 차가워지는 사람의 다음 증상 : 위염, 위무력증, 위하수, 소화불량, 식욕부진, 위통, 구토

이런 증상에도
역류식도질환, 입덧, 소아성장지연, 우울, 기력저하

룰을 통해 유추해 볼 수 있는 전형적인 환자상
분류차트 상 인삼, 복령, 창출, 감초가 함유되어 있으므로 사군자탕류이다. 기력이 없는 상태(기허)에 유효하다. 처방 방향성 측면에서 진피에 주목하면 위장증상에도 유효하다고 판단할 수 있다. 허실점수는 마이너스로 허약자가 타깃이 되며, 마황을 복용할 수 없을 가능성이 높으므로 명치부의 수분저류음(심하진수음)을 보이는 경우도 있다. 진피가 포함되어 있으므로 장기화된 상태(소양병기)에 해당하며, 혀는 백태, 맥은 얕지도 깊지도 않게 촉지되는 상태(중간)로 나타나는 것이 처방선택 시 하나의 힌트가 된다.

원포인트 어드바이스
육군자탕은 위암수술 후 아무리 먹어도 살이찌지 않는 타입의 사람에게 유효하다. 조금씩 효과가 나는 이미지의 처방이다. 수술을 하지 않았더라도, 식사 후 바로 만복감을 느끼는 몸이 가냘픈 사람에게 유효하다. 진피와 반하가 있어, 위장증상에도 자주 사용된다. GERD, FD 등의 병명에 대해 병명투여를 하더라도 효과가 좋은 경우가 많다.

원전 '만병회춘(萬病回春, 1587)' 공정현 (龔廷賢, 1522~1619)

물오약실방함구결(勿誤藥室方函口訣) 발췌, 비역(飛譯)
육군자탕은 이중탕=인삼탕의 변방으로 소화기능(중기[中氣])을 도와 위를 열어주는 효과를 가지고 있다. 따라서 노인의 전반적인 소화기능 쇠약(비위허약[脾胃虛弱])에 따른 담(痰)이나 식욕부진, 또는 대병 후의 입맛이 없는 경우에 사용한다. 진피, 반하는 흉중이나 위의 출입구 정체를 눌러 열어주는 힘이 있어, 사군자탕보다도 효과적이다.

3초룰을 대입하면	
약재구성 (5가지)	계피 4, **작약 4**, **대조 4**, 감초 2, 생강 1.5
15분류 차트	계지탕류❸ (한방의 기본처방)
처방 방향성	없음
허실	허증용 (간이판 0.0) 정밀판 −0.5
한열	❷온열 (계피)
기혈수	❶기 (계피)
기역, 기울, 기허, 혈허, 어혈, 수독	기역 (계피)
복진	복직근연급 (작약 4g 이상+감초)
육병위	태양병 (❻계지탕) ⟶ 설진 소견 없음 ⟶ 부약맥(浮弱脈)

왼쪽 세로 라벨: 한방 전문의 레벨 / 달인 레벨

상한론 기본처방(작약, 감초, 생강, 대조 + 기를 진정시키는 계피)

보험적용병명, 병태

체력이 쇠약해 졌을 때의 감기초기

이런 증상에도

임산부 감기, 초조, 불안감, 가벼운 두통, 신경통, 근육통

룰을 통해 유추해 볼 수 있는 전형적인 환자상

분류차트 상 이름대로 계지탕류에 해당한다. 이외에 가미되어 있는 약재는 없기 때문에 처방 방향성 측면에서도 특별히 해당되는 것이 없다. 허실점수는 간이판 0점, 정밀판에서는 계피를 감안하면 −0.5점이 된다. 허약자용 처방인 것이다. 계피가 함유되어 있으므로 두번째 스탭에서 온열하는 한방약임을 알 수 있다. 복부에도 특별한 소견은 없는데, 체격이 약간 가냘픈 사람이라는 것 외에는 특별한 소견을 찾을 수 없는 것도 특징이라 할 수 있겠다.

원포인트 어드바이스

어느 처방이든 계지탕이 추가되면 보다 허증용 처방으로 변화된다고 보면 된다. 그런 이유에서 정밀판 허실점수 상 계피가 있으면 −0.5점으로 계산하도록 해뒀다. 소시호탕에 계지탕을 추가한 시호계지탕이 소시호탕보다 허증용이라고 이해하면 되겠다. 또한 마황부자세신탕에 계지탕을 추가하게 되면, 이것도 마황부자세신탕 단독보다는 허증용 처방이 되는 것이다. 계지탕의 작약을 증량한 것이 계지가작약탕이며, 여기에 대황을 추가한 것은 계지가작약대황탕이다. 계지탕에 창출과 부자를 추가하면 계지가출부탕이 된다. 용골과 모려를 추가하면 계지가용골모려탕이다. 당귀사역가오수유생강탕도 계지탕류에 포함된다.

원전

'상한론(傷寒論, 3세기) 금궤요략(金匱要略, 3세기)' 장중경 (張仲景, 150?~219)

물오약실방함구결(勿誤藥室方函口訣) 발췌, 비역(飛譯)

계지탕은 모든 처방의 시조(중방지조[衆方之祖])로 계지탕에서 기원한 처방은 100개 이상이다. 그 변방과 사용법을 일일이 다 서술할 수도 없다.

3초룰을 대입하면	
약재구성 (7가지)	작약 4, 당귀 4, 황기 3, 지황 3, 천궁 3, 조구등 3, 황백 2
15분류 차트	사물탕류❻ (빈혈유사 증상을 보함)
처방 방향성	기를 진정시킴 (조구등)
허실	허증용 (간이판 −1.0) (정밀판 −2.0)
한열	❷중간 (당귀, 지황)
기혈수	❶기 (조구등), 혈 (지황, 당귀, 천궁) 수 (황기)
기역, 기울, 기허, 혈허, 어혈, 수독	기역 (조구등) 혈허 (당귀, 작약, 천궁, 지황)
복진	없음
육병위	소양병 (❺조구등) ┬▶ 백태설(白苔舌) └▶ 중간맥(中間脈)

한방 전문의 레벨

달인 레벨

혈허에 효과를 보이는 사물탕 + 조구등, 황기, 황백

보험적용병명, 병태
신체허약 경향이 있는 다음 증상 : 고혈압에 동반된 증상(상열, 어깨결림, 이명, 두중)

이런 증상에도
눈출혈, 두통, 빈혈증상, 도한

룰을 통해 유추해 볼 수 있는 전형적인 환자상
당귀, 작약, 천궁, 지황으로 구성되어 있으므로 분류차트 상 사물탕류임을 알 수 있다. 조구등이 있기 때문에 처방방향성 측면에서 기를 진정시키는 작용이 있는 느낌이다. 허실점수는 마이너스로 가녀린 체격인 사람이 주요 타깃이 된다. 육병위 상 조구등에 주목하면 소양병용에 해당한다. 반면, 사물탕은 태음병용이다. 복벽은 말랑하며, 긴장감이 없는 경우가 많다. 한열은 두번째 스텝에서 온열하는 당귀와 한랭하는 지황이 모두 있기 때문에 중간에 해당한다.

원포인트 어드바이스
칠물강하탕은 오츠카 케이세츠가 자신의 고혈압과 안저출혈을 치료하기 위해 만든 한방약이다. 쇼와시대에 탄생한 것으로 한방약 중에서는 가장 신식이다. 사물탕에 조구등, 천궁, 황백까지 추가되어 총 7가지 약재로 구성되어 있기 때문에 칠물강하탕이라 명명한 것은 바바 신니라는 의사였다. 오츠카 케이세츠가 '장차 도쿄대 교수가 될 그릇인데, 한방에 흥미를 가져 교수에게 미움을 받은 사람이다. 한방이 너무 효과를 잘 내서 말이다'라고 했었다. 바바 신니는 도쿄대를 그만두고 개업했는데 요시다 시게루 총리도 그의 환자 중 한명이었던 것 같다. 과거에는 한방을 다루는 의사라면 아무리 우수해도 이단시 했던 것이다.

원전
'수금당창방(修琴堂創方)' 오츠카 케이세츠 (1900~1980)

물오약실방함구결(勿誤藥室方函口訣) 발췌, 비역(飛譯)
기재없음

3초룰을 대입하면	
약재구성 (11가지)	석고 5, 조구등 3, 진피 3, 맥문동 3, 반하 3, 복령 3, 국화 2, 인삼 2, 방풍 2, 감초 1, 생강 1
15분류 차트	이수제❾ (수분 밸런스를 개선)
처방 방향성	호흡기용 (맥문동), 소화기용 (진피) 기를 진정 (조구등)
허실	중간　(간이판　−1.0) 　　　　정밀판　0.0
한열	❶한랭 (석고)
기혈수	❶기 (인삼, 맥문동, 조구등) 　수 (반하, 석고)
기역, 기울, 기허, 혈허, 어혈, 수독	기역 (맥문동+반하, 조구등)
복진	없음
육병위	소양병 (❺조구등)　┌→ 허는 백태(白苔) (드물게 황태[黃苔]) 　　　　　　└→ 중간맥(中間脈)

좌측 세로축: 한방 전문의 레벨 ↑↓ / 달인 레벨 ↑↓

고령자 어지럼, 고혈압, 두통에 (사실 석고제)

보험적용병명, 병태

만성적인 두통을 보이며, 중년 이후 또는 고혈압 경향을 가진 자

이런 증상에도

치매, 동맥경화증, 갱년기장애, 초조

룰을 통해 유추해 볼 수 있는 전형적인 환자상

어쨌든 분류차트 상 조등산은 이수제의 범주에 들어간다. 처방 방향성 측면에서는 맥문동이 있어 호흡기용약, 진피가 있기 때문에 위장용약 그리고 조구등이 있어 기를 진정시킨다는 이미지를 가지고 있다. 허실점수는 간이판 −1점, 정밀판 0점이다. 전형적인 이미지로는 중간체형~약간 가냘픈 체형을 가진 사람에게 적합하다. 조구등과 맥문동+반하가 함유되어 있으므로 쉽게 상처 입는 상태(기역[氣逆])에 매우 유효하다. 두통이 있고 상열감이 있는 이미지로 기억해두면 처방할 때 도움이 될 것이다. 그리고 한열룰 상 석고에 주목하면 한랭작용이 강한 한방약으로 이해할 수도 있다. 얼굴이 붉은 이미지를 그래서 떠올려야 하는 것이다. 복부소견으로 특별한 것은 없다. 허약자(허증)용이기 때문에 복부근력은 그다지 강하지 않다. 조구등이 포함되어 있기 때문에 장기화된 상태(소양병)용임을 알 수 있고, 설진 상 백태, 맥은 얕지도 깊지도 않게 촉지되는 상태(중간)가 전형적이다.

원포인트 어드바이스

조등산은 고령자 두통에 유효하다. 두통을 지닌 고령자를 상상해보면 이해가 쉽다. 석고가 함유되어 있으므로 냉증인 사람에게 사용하면 냉증이 더 심해지기도 한다. 혈압조절에 도움이 되는 것을 경험한 적도 있다.

원전 '본사방(本事方, 1132)' 허숙미 (許叔微, 1079~1154)

물오약실방함구결(勿誤藥室方函口訣) 발췌, 비역(飛譯)

조등산은 일반적으로 이른바 간적(癎癪)을 지닌 사람(간증[癎症]), 기역(氣逆)이 심한 사람, 두통이 있으며 어지러운 사람, 또는 어깨부터 등이 뭉쳐있는 사람, 눈이 붉은 사람, 심기울색(心氣鬱塞)한 사람을 치료한다. 카메이 난메이는 이런 증상에 온담탕가석고를 사용했지만, 이 경우 조등산이 낫다.

3초룰을 대입하면	
약재구성 (10가지)	황기 3, 계피 3, 지황 3, 작약 3, 천궁 3, 창출 3, 당귀 3, 인삼 3, 복령 3, 감초 1.5
15분류 차트	사군자탕류❹ (기력을 돋움), 삼기제❺ (체력, 기력을 돋움), 사물탕류❻ (빈혈유사 증상을 보함), 이수제❾ (수분 밸런스를 개선)
처방 방향성	없음

한방 전문의 레벨	허실	허증용	(간이판 −2.0) (정밀판 −3.5)
	한열	❷온열 (계피, 인삼, 당귀, 지황)	
	기혈수	❶기 (인삼, 계피), 혈 (지황, 당귀, 천궁), 수 (창출, 황기)	
	기역, 기울, 기허, 혈허, 어혈, 수독	기역 (계피), 기허 (인삼, 황기) 혈허 (당귀+작약+천궁+지황)	

달인 레벨	복진	없음
	육병위	태음병 (❿당귀) ┬▶ 혀는 박백(薄白)~특이소견 없음 └▶ 침약맥(沈弱脈)

사물탕, 사군자탕을 함유한 삼기제

보험적용병명, 병태
병후 체력저하, 피로권태, 식욕부진, 도한, 수족냉증, 빈혈

이런 증상에도
항문주위농양, 통증 전반, 요통, 생리통, 거친피부, 가려움

룰을 통해 유추해 볼 수 있는 전형적인 환자상
분류차트 상 인삼, 복령, 창출, 감초가 있으므로 사군자탕류의 범주에 들어간다. 또한 당귀, 작약, 천궁, 지황으로 구성되므로 사물탕류 범주에도 들어간다. 인삼과 황기가 있으므로 삼기제의 성격도 있다. 그리고 복령, 창출 같은 이수효과를 지닌 약재도 함유되어 있어 이수제의 성격도 가진다. 중요한 것은 사군자탕이 함유되어 있기 때문에 기력이 없는 상태(기허[氣虛])에 유효하며, 사물탕이 함유되어 있어 빈혈, 영양장애(혈허[血虛])에 유효하다는 점이다. 따라서 기혈양허(氣血兩虛)에 유효한 삼기제에 해당한다. 계피가 함유되어 있으므로 정신적으로 쉽게 상처를 입을 수 있는 상태(기역[氣逆])에 유효하다. 허실점수는 간이판 −2점, 정밀판 −3.5점이므로 허약한 체격과 복부를 상상해보면 좋겠다.

원포인트 어드바이스
십전대보탕은 보중익기탕과 함께 삼기제의 왕이다. 쯔무라 128처방 중 삼기제는 10처방 정도가 있는데, 이 두 가지 처방이 삼기제 중 가장 중요하다. 보중익기탕이 기허의 메인이라면 십전대보탕은 기혈양허를 보한다는 것이 중요한 처방선택의 힌트가 되겠다.

원전
'화제국방(和劑局方, 1107)' 진사문 (陳師文) 등

물오약실방함구결(勿誤藥室方函口訣) 발췌, 비역(飛譯)
십전대보탕은 화제국방에 따르면 기혈양허가 처방의 목적인데, 한(寒)에 대해 황기, 계지가 배합되어 있다. 또한 하복부(하원[下元])의 허증도 계지의 주요 사용 목적에 해당한다. 황기는 인삼과 함께 자한이나 도한을 멈추게 하고, 표기(表氣)를 공고히 하는 것이 사용목적이다.

3초룰을 대입하면	
약재구성 (17가지)	황금 1.5, 황백 1.5, 황련 1.5, 길경 1.5, 지실 1.5, 형개 1.5, 시호 1.5, 산치자 1.5, 지황 1.5, 작약 1.5, 천궁 1.5, 당귀 1.5, 박하 1.5, 백지 1.5, 방풍 1.5, 연교 1.5, 감초 1
15분류 차트	시호제❷ (만성기, 항염증) 사심탕류❸ (기를 진정, 항염증) 사물탕류❻ (빈혈유사 증상을 보함)
처방 방향성	피부과용 (형개, 연교) 배농작용 (길경)

한방 전문의 레벨	허실	실증용 (간이판 1.0) 정밀판 1.0
	한열	❶한랭 (황련)
	기혈수	❶기 (시호, 산치자, 황련) 혈 (지황, 천궁, 당귀)
	기역, 기울, 기허, 혈허, 어혈, 수독	기역 (맥문동, 반하, 조구등, 산치자) 혈허 (당귀, 작약, 천궁, 지황)

달인 레벨	복진	흉협고만(胸脇苦滿) (시호) 심하비경(心下痞硬) (황련)
	육병위	소양병 (❺시호) ┬▶ 혀는 박백(薄白) (드물게 황태[黃苔]) └▶ 중간맥

꽤나 맛이 없다, 차근히 복용하면 체질개선용 처방이 된다

보험적용병명, 병태
축농증, 만성비염, 만성편도염, 여드름

이런 증상에도
코피, 중이염, 다동(多動), 아토피, 체질이상, 꽃가루알레르기

룰을 통해 유추해 볼 수 있는 전형적인 환자상
17개 약재로 구성된 한방약이다. 구성약재수가 많은 처방은 체질개선용이라는 이미지가 강하다. 분류차트 상 시호제에 해당한다. 또한 황련과 황금이 함유되어 있어 사심탕류이기도 하다. 거기에 사물탕의 구성요소인 당귀, 작약, 천궁, 지황이 함유되어 있다. 정확히 말하자면 사물탕+황련해독탕(황련, 황금, 황백, 산치자)인 온청음의 구조를 그대로 가지고 있다. 처방 방향성 측면에서는 형개가 함유되어 있으므로 피부질환에 유효, 그리고 길경이 있으므로 배농작용이 강한 이미지가 있다. 허실점수 상 +1점이며 중간체형~약간 단단한 체형이고, 복부는 여기저기 긴장되어 있다. 시호를 함유하고 있으므로 늑골궁하의 압통(흉협고만[胸脇苦滿]), 황련이 있으므로 명치부의 압통(심하비경[心下痞硬])을 보일 수 있다. 한열률 상 황련에 주목하면 강력히 식히는 효과를 지닌 한방약임을 알 수 있다.

원포인트 어드바이스
형개연교탕은 체질개선 효과를 보기 위해 차근히 복용하도록 처방하면 좋다. 처음부터 '딱 이 처방이다'라며 사용할 일은 적고, 몇 가지 한방약이 효과를 내지 못할 때, 체질개선을 목적으로 장기간 처방하는 경우가 많다. 또한 다른 한방약과 병용하기도 한다. 그때는 형개연교탕에 이미 17가지 약재가 있다는 것을 기억해야 한다. 아무래도 구성약재가 늘어나게 되면 효과가 줄어들 우려가 있기 때문에 형개연교탕과 병용할 때는 다른 처방과 형개연교탕을 식전과 식후로 나누어 병용하게 하는 등의 궁리를 할 필요가 있다.

원전 '일관당창방(一貫堂創方)' 모리 도하쿠 (森道伯, 1867~1931)

물오약실방함구결(勿誤藥室方函口訣) 발췌, 비역(飛譯)
기재없음

3초룰을 대입하면	
약재구성 (10가지)	지황 6, 당귀 3, 황금 2, 지실 2, 행인 2, 후박 2, 대황 2, 도인 2, 마자인 2, 감초 1.5
15분류 차트	구어혈제⑩ (혈의 저류를 개선) 대황제⑫ (하제, 진정, 혈의 저류를 개선) 기제⑭ (기를 순환시킴)
처방 방향성	하제 (마자인)

한방 전문의 레벨	허실	실증용 (간이판 0.0) 정밀판 2.0
	한열	❷한랭 (당귀, 대황, 지황, 황금)
	기혈수	❶기 (후박), 혈 (지황, 당귀, 대황, 도인), 수 (행인)
	기역, 기울, 기허, 혈허, 어혈, 수독	기울 (후박) 어혈 (당귀, 대황)
달인 레벨	복진	소복경만(小腹硬滿) (당귀, 대황)
	육병위	태음병 ❺황금을 기본으로 ⑩지황 ┐→ 혀는 박백(薄白)~특이소견없음 ┘→ 침약맥(沈弱脈)

128

대황이 들어있지만 부드러운 하제효과

보험적용병명, 병태
변비

이런 증상에도
없음

룰을 통해 유추해 볼 수 있는 전형적인 환자상

분류차트 상 우선 대황제로 이해할 수 있다. 대황은 하제로 사용된다. 변비가 메인타깃이다. 하지만 당귀나 도인이 함유되어 있어 구어혈제로써의 성격도 가지고 있다. 대황에도 사실 구어혈작용이 있기 때문에 윤장탕에는 3가지 구어혈작용을 가진 약재가 함유된 것이다. 후박 같이 기제의 성격이 강한 약재도 함유되어 있다. 한방의 하제가 사실은 하제 이외의 다양한 효과를 가지는 것은 흔한 일이다. 허실점수는 간이판　0점, 정밀판　2점이다. 대황이 들어 있으므로 단단한 타입(실증[實證])용 처방에 해당한다. 다만, 윤장탕은 어느 정도 허증에 사용해도 문제가 되지는 않는다. 한열룰 상당귀의 온열하는 경향, 대황과 지황의 한랭시키는 경향이 확인되기 때문에 종합하면 약간 한랭시키는 작용의 한방약에 해당한다. 이 처방의 육병위는 예외적으로 다룬다. 황금이 함유되어 있지만 소양병으로 다루지 않고, 지황에 주목하여 태음병으로 분류한다. 복부에는 고혈(古血)의 저류(어혈[瘀血])의 소견에 해당하는 하복부 압통(소복경만[小腹硬滿])이 나타날 수 있다는 것도 처방선택의 힌트가 된다.

원포인트 어드바이스

변비에는 대황제를 우선 고려한다. 하지만 대황제를 복용하면 복통이 발생하는 사람들이 있다. 심한 허증경향에 해당하는 사람에게는 윤장탕을 포함한 대황제는 사용할 수 없는 경우가 있다. 이럴 때는 대건중탕이나 시호제인 가미소요산, 소시호탕 등으로도 사하효과를 기대해 볼 수 있다.

원전　'만병회춘(萬病回春, 1587)' 공정현 (龔廷賢, 1522~1619)

물오약실방함구결(勿誤藥室方函口訣) 발췌, 비역(飛譯)
기재없음

3초룰을 대입하면	
약재구성 **(7가지)**	의이인 8, 창출 4, 당귀 4, 마황 4, 계피 3, 작약 3, 감초 2
15분류 차트	마황제❶ (급성기용, 진통) 온성구어혈제⓫ (혈의 저류를 개선)
처방 방향성	항염증작용 (의이인)

한방전문의 레벨		
	허실	실증용 (간이판 0.0) 　　　　정밀판 0.5
	한열	❷온열 (계피, 당귀)
	기혈수	❶기 (계피), 혈 (당귀), 수 (창출)
	기역, 기울, 기허, 혈허, 어혈, 수독	기역 (계피), 어혈 (당귀 O, 지황 X)

달인 레벨		
	복진	소복경만(小腹硬滿) (당귀 O, 지황 X)
	육병위	소양병 (❺의이인) ┌→ 혀는 박백(薄白) 　　　　　└→ 중간맥

근육통이나 관절통에

보험적용병명, 병태
관절통, 근육통

이런 증상에도
사마귀, 류마티스관절염, 경완증후군, 요통

룰을 통해 유추해 볼 수 있는 전형적인 환자상

분류차트 상 마황이 함유되어 있으므로 마황제, 그리고 당귀가 있고 지황은 없기 때문에 온성구어혈제에 해당한다. 복진소견으로는 온성구어혈제이기 때문에 하복부 압통(소복경만[小腹硬滿])이 처방선택의 힌트로 나타날 수 있다. 마황이 있으면 소복경만이 나타나는 빈도가 줄어든다. 따라서 마황이 있을 경우, 소복경만 소견이 소실될 수 있다고 생각해도 좋지만, 어디까지나 그럴 수 있다는 정도로 생각하며 룰을 기본으로 하되, 예외도 존재한다고 생각하는 것이 이해가 쉬울 것이다. 당귀는 있지만 지황이 없고, 여기에 마황을 함유한 한방약은 의이인탕 외에도 방풍통성산, 오적산이 있다. 모두 소복경만이 있을 것이라고 생각해도 좋은데, 마황이 함유되어 있으므로 소복경만의 빈도가 적을 것으로 기억해 두자. 어떻게 기억하더라도 처방선택의 결과에 큰 차이는 없다. 처방 방향성 측면에서는 의이인이 있으므로 진통작용이 있다고 이해할 수 있다. 허실점수 상 간이판   0점, 정밀판에서는 마황이 있어 1점, 계피가 있어 −0.5점으로 계산하기 때문에 합계는 0.5점이 된다. 중간~아주 약간 단단한 타입의 체격을 생각하면 좋겠다. 또한 계피가 함유되어 있으므로 쉽게 상처 입는 상태(기역[氣逆])에도 유효하다.

원포인트 어드바이스

마황에는 진해이수작용 등도 있으므로 창출과 배합이 되면 슬관절의 부종 등에도 유효하다고 추측해 볼 수 있겠다.

원전   '명의지장(名醫指掌, 1622)' 황보중 (皇甫中, 생몰연도 미상)

물오약실방함구결(勿誤藥室方函口訣) 발췌, 비역(飛譯)

의이인탕은 마황가출탕이나 마행의감탕보다 더욱 중한 증상에 사용한다. 계작지모탕의 증상을 보이면서 부자에는 반응이 없는 경우에도 유효한 경우가 있다.

53 소경활혈탕

3초룰을 대입하면	
약재구성 (17가지)	작약 2.5, 지황 2, 천궁 2, 창출 2, 당귀 2, 도인 2, 복령 2, 위령선 1.5, 강활 1.5, 우슬 1.5, 진피 1.5, 방기 1.5, 방풍 1.5, 용담 1.5, 감초 1, 백지 1, 생강 0.5
15분류 차트	사물탕류❻ (빈혈 유사 증상을 보함) 이수제❾ (수분 밸런스를 개선) 구어혈제❿ (혈의 저류를 개선)
처방 방향성	소화기용 (진피) 진통 (방기)

↑ 한방 전문의 레벨 ↓	허실	중간용 (간이판 −1.0) 정밀판 0.0
	한열	❷중간 (당귀, 지황)
	기혈수	❶혈 (지황, 천궁, 도인, 당귀) 수 (창출, 방기)
	기역, 기울, 기허, 혈허, 어혈, 수독	기허 (당귀, 작약, 천궁, 지황) 어혈 (당귀, 도인), 수독 (복령, 창출)
↑ 달인 레벨 ↓	복진	소복경만(小腹硬滿) (당귀+도인)
	육병위	태음병 (❺진피를기본으로) → 혀는 박백(薄白)~특이소견없음 ❿당귀 → 침약맥(沈弱脈)

구성약재 17가지. 의외로 요통에 매우 빠른 효과

보험적용병명, 병태
관절통, 신경통, 요통, 근육통

이런 증상에도
만성통증, 부종, 위불편감

룰을 통해 유추해 볼 수 있는 전형적인 환자상
17가지 약재로 구성된 한방약. 쯔무라 보험적용 엑스제 128종 중에는 18개 약재로 구성되는 방풍통성산이 가장 구성 약재가 많지만, 소경활혈탕은 그 다음으로 구성약재수가 많다. 보통 구성약재수가 많으면 즉효성은 기대할 수 없다. 분류차트 상 당귀, 작약, 천궁, 지황이라는 사물탕의 구성요소가 전부 들어있기 때문에 사물탕류로 분류할 수 있다. 또한 당귀와 도인이 있기 때문에 구어혈제의 범주에도 들어가고, 복령과 창출이 있기 때문에 이수제의 범주에도 해당한다. 처방 방향성 측면에서는 방기가 있기 때문에 진통작용이 있다. 허실점수는 간이판 −1점, 정밀판 0점이다. 중간~약간 허약한 체형 이미지이다. 복력은 중등도이며 중간체형~약간 야윈 편, 그리고 고혈(古血)의 저류를 개선하는(구어혈[驅瘀血]) 효과가 있기 때문에 하복부 압통(소복경만[小腹硬滿])이 나타날 수 있다는 점도 처방 선택의 한 힌트가 된다. 육병위 측면에서는 당귀를 함유하고 있기 때문에 태음병에 해당하며 설진 소견은 백태 또는 특별한 소견 없음, 또한 맥은 침약맥을 보이는 경우가 많다.

원포인트 어드바이스
소경활혈탕은 신기한 약이다. 요통을 호소하는 환자에게 매우 유효한 경우가 꽤 된다. 만병회춘(萬病回春) 처방으로 한방약 중에서도 비교적 최근에 만들어진 것이다. 그래서일까? 물오약실방함구결(勿誤藥室方函口訣)에도 기록되어 있지 않다.

원전 '만병회춘(萬病回春, 1587)' 공정현 (龔廷賢, 1522~1619)

물오약실방함구결(勿誤藥室方函口訣) 발췌, 비역(飛譯)
기재없음

54 억간산

3초룰을 대입하면	
약재구성 (7가지)	창출 4, 복령 4, 천궁 3, 조구등 3, 당귀 3, 시호 2, 감초 1.5
15분류 차트	시호제❷ (만성기, 항염증) 이수제❾ (수분 밸런스를 개선) 온성구어혈제⓫ (혈의 저류를 개선)
처방 방향성	기를 진정시킴 (조구등)

한방 전문의 레벨	허실	허증용 (간이판 −1.0) 　　　　정밀판 −1.0
	한열	❷온열 (당귀)
	기혈수	❶기 (시호, 조구등), 혈(천궁, 당귀) 　수 (창출)
	기역, 기울, 기허, 혈허, 어혈, 수독	기역(조구등), 어혈(당귀 O, 지황 X) 수독(복령, 창출)
달인 레벨	복진	소복경만(小腹硬滿) (당귀 O, 지황 X) 흉협고만(胸脇苦滿) (시호), 대동맥박동 촉지
	육병위	소양병 (❺시호) ─┬─▶ 백태설(白苔舌) 　　　　　　└─▶ 중간맥(中間脈)

조구등을 함유한 시호제

보험적용병명, 병태
허약체질이면서 신경이 곤두서 있는 사람의 다음 증상 : 신경증, 불면증, 소아야제증, 소아감증(疳症)

이런 증상에도 치매, 조현병, 안검경련, 경계성 성격장애, 이갈이

룰을 통해 유추해 볼 수 있는 전형적인 환자상
7가지 약재로 구성되며, 분류차트 상 시호가 있으므로 시호제, 당귀가 있고 지황은 없으므로 온성구어혈제, 복령과 창출이 있으므로 이수제의 범주에 들어간다. 처방 방향성 측면에서는 조구등이 함유되어 있으므로 기를 진정시키는 작용이 있다. 허실점수는 간이판, 정밀판 모두 −1점으로 허약자가 메인 타깃임을 알 수 있다. 복부소견은 시호가 있어 늑골궁하 압통(흉협고만[胸脇苦滿]), 온성구어혈제이므로 하복부압통(소복경만[小腹硬滿])이 있을 수 있다. 육병위 분류는 시호가 있기 때문에 장기화된 상태(소양병)에 해당하며, 따라서 설진 상 두꺼운 백태, 맥진 상 얕지도 깊지도 않게 촉지되는 상태(중간맥)이 전형소견으로 나타날 수 있다.

원포인트 어드바이스
원래 아이가 밤에 울 때 쓰던 약이며, 모자동복(母子同服)이 추천되어 왔다.

원전 '보영촬요(保嬰撮要(1555)' 설개(薛鎧), 설기(薛己) (1486~1558)

물오약실방함구결(勿誤藥室方函口訣) 발췌, 비역(飛譯)
억간산은 사역산의 변방으로 대개 간(肝)과 관련된 증상을 치료하며, 근육이 경련하는 것을 치료한다. 사역산은 복직근주위(복중임맥[腹中任脈의 통로])가 구급(拘急)하는 경우를 치료한다. 이 처방은 좌복부부터 구급이 발생하여 사지의 근육이 연급(攣急)하는 것을 치료한다. 이 처방을 성인 반신불수에 사용하는 것은 와다 도카쿠의 경험에서 비롯한다. 만약 분노의 감정이 있다면 이 처방이 분명 유효할 것이다. 또한 소요산과는 2가지 약재가 다르나, 그 효용은 같지 않다는 점에 주목할 필요가 있다.
소요산 : 창출, 당귀, 복령, 감초, 시호, 박하, 작약
억간산 : 창출, 당귀, 복령, 감초, 시호, 천궁, 조구등

3초룰을 대입하면	
약재구성 (4가지)	석고 10, 행인 4, 마황 4, 감초 2
15분류 차트	마황제❶ (급성기용, 진통)
처방 방향성	없음
허실	실증용 (간이판 1.0) 정밀판 3.0
한열	❶한랭 (석고)
기혈수	❶수 (행인, 석고)
기역, 기울, 기허, 혈허, 어혈, 수독	없음
복진	없음
육병위	소양병 (❺석고) ┬➤ 혀는 백태(白苔) └➤ 중간맥

(왼쪽 세로: 한방전문의 레벨 ↑↓ / 달인 레벨 ↑↓)

지해(止咳)효과의 마행감석탕, 감기 초기엔 부적합!

보험적용병명, 병태
소아천식, 기관지천식

이런 증상에도
만성기침, 마이코플라즈마 폐렴 회복기, 관절통, 근육통

룰을 통해 유추해 볼 수 있는 전형적인 환자상
4가지 약재로 구성된 간결한 한방약이다. 분류차트 상 마황이 있기 때문에 마황제 범주에 들어간다. 허실점수는 간이판에서 마황이 존재하기 때문에 1점, 정밀판에서는 마황이 있어 2점, 석고가 있어 1점이므로 총 3점이다. 한열룰 상 석고가 있어 강력히 식혀주는 효과의 한방약이다. 전형적인 복부소견은 피부와 피하조직의 긴장이 양호한 편으로 나타난다. 석고가 들어 있으므로 육병위 상 지연화된 상태(소양병)로 분류되며, 설진은 백태, 맥은 얕지도 깊지도 않게 촉지되는 상태(중간)가 전형소견일 것으로 추측할 수 있다.

원포인트 어드바이스
마황제이면서 석고를 함유하고 있다는 것이 마행감석탕의 특징이다. 마황과 석고를 함유한 한방약은 마행감석탕 이외에 월비가출탕, 오호탕, 그리고 방풍통성산이다. 마황제는 해열에 사용되나, 무리해서 열을 내리는 것이 아니라 열을 상승시켜 발한을 이끌어냄으로써 해열시키는 것이다. 따라서 석고의 한랭효과가 있으면 한방 해열제로써는 적합하지 않은 것이다. 마황이 있으면서 석고가 없으면 발한작용, 마황과 석고가 함께 있으면 지한작용이 강하다고 설명할 수도 있다. 대청룡탕은 엑스제는 없는데, 마황의감탕+마황탕 등으로 대용 가능하다. 아무래도 고열일 때는 예외적으로 석고가 필요해진다고 볼 수 있겠다.

원전
'상한론(傷寒論, 3세기)' 장중경 (張仲景, 150 ?~219)

물오약실방함구결(勿誤藥室方函口訣) 발췌, 비역(飛譯)
마행감석탕은 마황탕의 이면(裏面)에 해당하는 약으로 땀이 나면서 호흡곤란(한출이천[汗出而喘])이 있는 경우가 처방의 주목표이다.

3초룰을 대입하면	
약재구성 (11가지)	복령 6, 황금 3, 감초 3, 지황 3, 차전자 3, 택사 3, 당귀 3, 목통 3, 산치자 2, 작약 2, 활석 3
15분류 차트	이수제❾ (수분 밸런스 개선)
처방 방향성	비뇨기용 (차전자)
허실	중간용 (간이판 0.0) (정밀판 0.0)
한열	❷한랭 (당귀, 지황, 황금)
기혈수	❶기 (산치자), 혈 (지황, 당귀) 수 (택사)
기역, 기울, 기허, 혈허, 어혈, 수독	기역 (산치자), 수독 (복령, 택사)
복진	없음
육병위	소양병 (❺황금) ┐→ 혀는 백태(白苔) (드물게 황태[黃苔]) └→ 중간맥

한방 전문의 레벨

달인 레벨

비뇨의학적 호소에, 사실 지황 함유처방!

보험적용병명, 병태
빈뇨, 배뇨통, 잔뇨감

이런 증상에도
요도염, 만성전립선염, 요로결석

룰을 통해 유추해 볼 수 있는 전형적인 환자상
오림산은 차전자를 함유하고 있어 처방 방향성 측면에서 비뇨기질환이 메인타깃임을 알 수 있다. 분류차트 상 복령과 택사가 있기 때문에 이수제 범주에 들어간다. 허실점수는 간이판과 정밀판　모두 0점이며, 중간정도 체형의 사람을 중심으로 폭넓게 사용 가능하다고 이해할 수 있다. 복부진찰 상 피부와 피하조직의 긴장도는 중등도, 이외에 특별한 소견은 나타나지 않는 경우가 많다. 황금을 함유하고 있으므로 육병위 상 지연화된 상태(소양병)에 해당하며, 설진 상 백태, 맥은 얕지도 깊지도 않게 촉지되는 상태(중간)가 전형적이다. 산치자가 들어 있기 때문에 쉽게 상처를 입는 상태(기역[氣逆])에도 유효하다. 한열룰은 스텝 1에 해당하는 약재인 황련, 석고, 부자, 건강이 없으므로 스텝 2에서 판단한다. 온열하는 약재인 계피, 인삼, 당귀, 한랭하는 약재인 지황, 황금, 대황의 수로 결정하는 방법이다. 오림산에는 당귀, 지황, 황금이 함유되어 있으므로 한랭시키는 약재의 수가 더 많다. 따라서 오림산은 한랭하는 경향이 있다고 판단할 수 있다.

원포인트 어드바이스
왼쪽 페이지의 구성약재로 한열을 판단해보면, 당귀 이외에는 모두 한랭하는 약재이다. 모든 구성약재의 온, 한, 랭에서 한방약의 방향성을 다 고려해서는 쉽게 판단하기 어려울 수 있다. 또한 약재 자체의 온, 한, 랭도 애매한 경우도 많다. 따라서 스텝 1, 2로 추려 생각한다면 필요충분이라 볼 수 있겠다.

원전
'화제국방(和劑局方, 1107)' 진사문 (陳師文) 등

물오약실방구결(勿誤藥室方函口訣) 발췌, 비역(飛譯)
기재없음

57 온청음

3초룰을 대입하면		
	약재구성 (8가지)	지황 3, 작약 3, 천궁 3, 당귀 3, 황금 1.5, 황백 1.5, 황련 1.5, 산치자 1.5
	15분류 차트	사심탕류❸ (기를 진정, 항염증) 사물탕류❻ (빈혈 유사 증상을 보함)
	처방 방향성	없음
한방 전문의 레벨	허실	실증용 (간이판 1.0) 정밀판 1.0
한방 전문의 레벨	한열	❶한랭 (황련)
한방 전문의 레벨	기혈수	❶기 (황련, 산치자) 혈 (지황, 천궁, 당귀)
한방 전문의 레벨	기역, 기울, 기허, 혈허, 어혈, 수독	기역 (황련, 산치자) 혈허 (당귀+작약+천궁+지황)
달인 레벨	복진	심하비경(心下痞硬) (황련)
달인 레벨	육병위	소양병 (❺황련) → 혀는 백태(白苔) (드물게 황태[黃苔]) → 중간맥

겨울이 되면 거칠거칠해지는 습진에 유효

보험적용병명, 병태

피부색에 윤기가 없고, 상열이 있는 경우에 사용한다 : 월경불순, 월경곤란, 혈도증, 갱년기장애, 신경증

이런 증상에도

피부건조감, 주부습진, 베체트병

룰을 통해 유추해 볼 수 있는 전형적인 환자상

온청음은 구성약재가 8가지인 한방약. 사물탕(당귀, 작약, 천궁, 지황)과 황련해독탕(황련, 황금, 황백, 산치자)을 단순히 합쳐둔 것. 따라서 분류차트 상 사물탕류이며, 황련과 황금을 함유하였으므로 사심탕류의 범주에 들어간다. 허실점수는 간이판, 정밀판이 모두 +1점이다. 약간 튼튼한 타입용 한방약에 해당한다. 한열룰 상 황련에 주목하면 강력히 한랭시키는 한방약이라고 이해할 수 있겠다. 복부소견 상 체격이 약간 튼튼한 타입이기 때문에 복부 긴장도가 평균 이상으로 단단한 편이다. 황련이 있기 때문에 명치부 압통(심하비경)이 처방선택의 힌트가 된다. 육병위 상 황련에 주목해 보았을 때 장기화된 상태(소양병기)에 해당하며, 맥진 상 얕지도 깊지도 않게 촉지되는 상태(중간)로 나타난다. 설진 상 백태가 있으나, 사심탕류의 경우 약간 황색을 띄는 경우도 많다.

원포인트 어드바이스

온청음은 사물탕이 온열시키는 한방약, 황련해독탕은 한랭시키는 한방약이므로 온열하면서 한랭도 시키는 한방약이라고 볼 수 있다. 하지만 사물탕 자체는 룰 상 온열하는 당귀와 지황이 있어 중간으로 분류되고, 온열하는 효과가 강력한 한방약으로는 분류되지 않는다. 물오약실방함구결(勿誤藥室方函口訣)에도 기재되어 있듯 온열과 한랭을 함께 하는 작용으로 과거부터 주목받아 온 한방약이다.

원전 '만병회춘(萬病回春, 1587)' 공정현 (龔廷賢, 1522~1619)

물오약실방함구결(勿誤藥室方函口訣) 발췌, 비역(飛譯)

온청음은 온(온열)과 청(한랭)이 함께 존재한다는 것이 중요하다. 여성의 성기출혈(누하[漏下]), 대하, 또한 남성에서도 하혈이 낫지 않을 때 특효이다.

58 청상방풍탕

3초룰을 대입하면	
약재구성 (12가지)	황금 2.5, 길경 2.5, 산치자 2.5, 천궁 2.5, 식방풍 2.5, 백지 2.5, 연교 2.5, 황련 1, 감초 1, 지실 1, 형개 1, 박하 1
15분류 차트	사심탕류❸ (기를 진정, 항염증)
처방 방향성	피부용 (연교, 형개), 배농작용 (길경)

한방전문의 레벨	허실	실증용 (간이판 2.0) 정밀판 2.0
	한열	❶한랭 (황련)
	기혈수	❷기 (황련, 산치자), 혈 (천궁)
	기역, 기울, 기허, 혈허, 어혈, 수독	기역 (황련, 산치자)
달인 레벨	복진	심하비경(心下痞硬) (황련)
	육병위	소양병 (❺황련) ┌→ 혀는 백태(白苔) (드물게 황태[黃苔]) └→ 중간맥

142

여드름의 제1선택약, 사실은 사심탕 계열

보험적용병명, 병태
여드름

이런 증상에도
두통, 경증 감기, 주사비, 초조

룰을 통해 유추해 볼 수 있는 전형적인 환자상
분류차트 상 황련과 황금이 함유되어 있기 때문에 사심탕으로 분류할 수 있다. 처방 방향성 측면에서는 형개와 연교가 들어 있기 때문에 피부과질환 용이라 이해할 수 있겠고, 길경이 함유되어 있으므로 배농작용이 강함을 알 수 있다. 허실점수는 간이판, 정밀판 모두 +2점으로 튼튼한 타입이라는 이미지가 처방의 주요 타깃이 된다. 한열룰 상 황련이 있기 때문에 첫 번째 스텝에서 자동적으로 한랭하는 한방약으로 볼 수 있다. 황련과 산치자가 있기 때문에 쉽게 상처를 입을 수 있는 상태(기역[氣逆])를 치료하는 작용이 강하다. 허실점수가 +2점으로 복부의 팽만감이 확실히 나타난다. 또한 황련이 있으므로 명치부 압통(심하비경[心下痞硬])을 보이는 경우도 있다. 황련이 있으면 육병위 상 지연화된 상태(소양병[少陽病])에 해당하며 맥은 얕지도 깊지도 않게 느껴지는 상태(중간)로 나타난다. 설진 상 백태이지만, 사심탕류의 경우 황태가 나타나는 경우도 많다. 이와 같은 이미지에 피부질환이 병존하거나 배농효과가 필요한 병태를 상상해보면 전형적인 이미지를 쉽게 파악할 수 있을 것이다.

원포인트 어드바이스
여드름에 특효인 한방약이다. 성별에 관계없이 사용한다. 허약한 사람 보다는 아무래도 튼튼한 타입의 사람에게 유효할 것으로 생각된다. 당귀작약산이나 계지복령환도 여드름에 유효하다.

원전 '만병회춘(萬病回春, 1587)' 공정현 (龔廷賢, 1522~1619)

물오약실방함구결(勿誤藥室方函口訣) 발췌, 비역(飛譯)
청상방풍탕은 풍열상초(風熱上焦)로 인한 안면부 화농창에 쓴다. 흉부 이상 부위의 증상에 유효하며, 방풍통성산처럼 대황이나 활석 등은 함유하고 있지 않다.

3초룰을 대입하면	
약재구성 (9가지)	천궁 3, 창출 3, 연교 3, 인동 2, 방풍 2, 감초 1, 형개 1, 홍화 1, 대황 0.5
15분류 차트	구어혈제❿ (혈의 저류를 개선) 대황제⓬ (사하제, 진정, 혈의 저류를 개선)
처방 방향성	피부용 (형개, 연교)
허실	실증용 (간이판 0.0) 정밀판 1.0
한열	❷한랭 (대황)
기혈수	❶혈 (천궁, 홍화, 대황), 수 (창출)
기역, 기울, 기허, 혈허, 어혈, 수독	어혈 (홍화, 대황)
복진	소복경만(小腹硬滿) (홍화, 대황)
육병위	소양병 (❹홍화+대황)━┳━▶혀는 백태(白苔) (드물게 황태[黃苔]) 　　　　　　　　　┗━▶중간맥

한방전문의 레벨

달인 레벨

144

두부 습진의 특효약, 활혈작용을 지닌 홍화 함유

보험적용병명, 병태

습진, 태독, 영유아 습진

이런 증상에도

아토피피부염, 농피증

룰을 통해 유추해 볼 수 있는 전형적인 환자상

분류차트 상 홍화와 대황 같은 구어혈작용이 강한 약재를 2개나 함유하고 있기 때문에 구어혈제로 분류할 수 있다. 또한 대황이 있기 때문에 대황제 범주에도 당연히 들어간다. 처방 방향성 측면에서 형개와 연교가 있기 때문에 피부질환용으로도 이해해 볼 수 있겠다. 한열은 두번째 스텝에서 대황이 있으므로 한랭작용이 있는 것으로 자동적으로 볼 수 있다. 허실점수는 간이판   0점, 정밀판에서는 대황이 있어 +1점이다. 중간~튼튼한 유형에게 사용할 수 있다. 복부에서는 홍화와 대황이 있기 때문에 하복부 압통(소복경만[小腹硬滿])이 나타날 가능성이 높다. 육병위도 홍화와 대황이 존재하므로 소양병으로 분류할 수 있고, 설진 상 백태, 맥진 상은 얕지도 깊지도 않게 느껴지는 상태(중간)로 나타날 가능성이 높다. 대황이 있으므로 변비경향이라는 점도 처방 선택의 한 힌트가 된다.

원포인트 어드바이스

치두창일방은 안면부 습진에 다용되나, 어떤 약재로 인해, 또한 어떤 약재 조합으로 안면부에 약효를 내는지는 불명확하다. 인동은 상용 한방제제 중 치두창일방에만 함유되어 있으므로 인동이 중요한 약재일지도 모르겠다. 탕전약으로 효과가 좋을 때, 한 번 인동을 빼고 써봐야 하나 싶다.

원전

원전불상. 일본에서 창제된 처방. 물오약실방함구결(勿誤藥室方函口訣)에도 기록이 있다.

물오약실방함구결(勿誤藥室方函口訣) 발췌, 비역(飛譯)

치두창일방은 두부 습진뿐 아니라 안면부 습진에도 사용한다. 청상방풍탕은 열을 식히고, 이 처방은 해독하는 것이 목표이다.

3초룰을 대입하면	
약재구성 (5가지)	작약 6, 계피 4, 대조 4, 감초 2, 생강 1
15분류 차트	계지탕류❸ (한방의 기본처방)
처방 방향성	없음

한방전문의 레벨		
허실	허증용	(간이판 0.0) 정밀판 −0.5
한열	❷온열 (계피)	
기혈수	❶기 (계피)	
기역, 기울, 기허, 혈허, 어혈, 수독	기역 (계피)	

달인 레벨		
복진	복직근연급(腹直筋攣急) (작약 4g 이상+감초)	
육병위	태음병 （❻계지탕을 기본으로） （❻작약 5g 이상）	➞ 혀는 박백(薄白)~특이소견없음 ➞ 침약맥(沈弱脈)

작약을 증량한 계지탕, 복부증상을 치료하는 처방

보험적용병명, 병태 복부팽만감이 있는 다음 증상 : 복부불편감, 복통

이런 증상에도 과민대장증후군, 허약체질, 장 통과장애

룰을 통해 유추해 볼 수 있는 전형적인 환자상

5종류의 약재로 구성되며 계지탕과 그 구성은 동일하다. 계지탕의 작약을 1.5배 용량으로 만들어 둔 것이 계지가작약탕이다. 처방 방향성 측면에서 특별히 주목해야 할 약재는 없다. 허실점수는 간이판 0점, 정밀판에서는 계피가 있어 −0.5점이다. 중간～약간 허약경향에 적합하다. 계피가 함유되어 있기 때문에 한열룰 상 온열시키는 한방약임을 알 수 있다. 또한 쉽게 상처를 받는 상태(기역[氣逆])에도 유효하다고 추측할 수 있다. 복부소견은 작약과 감초가 들어 있으며, 여기서 작약의 용량이 4g 이상이므로 복직근연급(과도의 긴장)이 명확히 나타나는 경우가 많다. 계지탕의 작약이 증량됨으로써 육병위 분류 상 투병력이 저하된 상태(태음병[太陰病])에 해당한다. 따라서 설진 상 약간 백태～무태, 맥진 상 침약맥이 나타나게 된다.

원포인트 어드바이스

한방엑스제 중 계지탕과 계지가작약탕 만이 약재비율에 따라 다른 명칭을 가지고 있다. 계지탕은 작약이 4g, 계지가작약탕은 6g이다. 생강도 용량이 다르기는 하지만, 그다지 의미가 없다. 작약의 존재는 처방의 방향성을 흉부나 두부에서 복부 쪽으로 향하게 한다고 예로부터 일컬어져 왔다. 이 내용은 그냥 '그럴지도 모르겠다'라며 편하게 이해하면 된다. 중요한 것은 작약 만의 차이로 한방약의 명칭과 사용방법이 달라진다는 점이다. 작약 이외에 그런 영향을 미치는 약재는 없다. 곧 작약 이외에는 그다지 용량의 변화에 그다지 큰 관심을 두지 않아도 된다는 것이다. 또한 계지탕과 작약 함유 한방약의 병용은 주의가 필요하다는 의미이기도 하므로 유념하자.

원전 '상한론(傷寒論, 3세기)' 장중경 (張仲景, 150 ?～219)

물오약실방함구결(勿誤藥室方函口訣) 발췌, 비역(飛譯)

계지가작약탕 단독으로는 기재되어 있지 않고, 당귀대황탕의 설명문에 계지가작약탕의 명칭이 등장한다.

61 도핵승기탕

3초룰을 대입하면	
약재구성 (5가지)	도인 5, 계피 4, 대황 3, 감초 1.5, 망초 0.9
15분류 차트	구어혈제❿ (혈의 저류를 개선) 승기탕류⓬ (설사, 진정, 혈의 저류를 개선)
처방 방향성	없음
허실	실증용 (간이판 0.0) 정밀판 2.5
한열	중간 (계피, 대황)
기혈수	기 (계피), 혈 (도인, 대황)
기역, 기울, 기허, 혈허, 어혈, 수독	기역 (계피), 어혈 (도인+대황)
복진	소복경만(小腹硬滿) (도인+대황)
육병위	양명병 (❸대황+망초)⎯→ 황태설(黃苔舌) ⎯→ 침실맥(沈實脈)

(왼쪽 세로 축: 한방 전문의 레벨 / 달인 레벨)

승기탕에 도인을 추가한 구어혈제

보험적용병명, 병태

비교적 체력이 좋고, 상열감이 있으며 변비 경향인 다음 증상 : 월경불순, 월경곤란증, 월경 시나 산후 정신불안, 요통, 변비, 고혈압 동반증상(두통, 어지럼, 어깨결림)

이런 증상에도

히스테리, 불안신경증, 골반내 울혈증후군, 초조

룰을 통해 유추해 볼 수 있는 전형적인 환자상

분류차트 상 대황과 망초에 착안하면 승기탕류로 분류할 수 있다. 또한 대황과 도인이 있으므로 구어혈제로도 분류 가능하다. 허실점수는 정밀판　2.5점이다. 계피가 함유되어 있으므로 상열에도 유효하다. 또한 복부는 단단하며, 변비경향, 하복부압통(소복경만[小腹硬滿])이 있다고 추측할 수 있겠다. 육병위 상 승기탕을 쓸 상황에는 복부가 팽만하고 계류열(양명병)이 있다.

원전

'상한론(傷寒論, 3세기)' 장중경 (張仲景, 150 ?~219)

물오약실방함구결(勿誤藥室方函口訣) 발췌, 비역(飛譯)

도핵승기탕은 급성 발열성 질환(상한[傷寒]), 어혈, 소복급결(小腹急結)을 치료하는 것은 물론이며, 다양한 혈증(血證)에 사용할 수도 있다. 예를 들어 토혈, 코피 등이 멈추지 않을 때 특효이다. 또한 경부구강(頸部口腔)의 괴사성병변(주마감[走馬疳]), 잇몸의 괴사성병변(단저[斷疽]), 출혈이 멈추지 않을 때는 이 처방으로 대처해야만 한다. 화농성종양(옹저[癰疽]), 두창(痘瘡), 자흑색이면서 내공(內攻)하는 경우, 이 처방으로 기분 좋게 배변하게 하면 건강해진다. 또한 여성 음부의 종류(腫瘤)에 의한 통증, 출혈성요도염(혈림[血淋])에 유효하다. 산후에 오로가 배설되지 않고 복통이 생긴 경우, 태반(포의[胞衣])이 나오지 않고 하루하루 경과하고 있는 경우에는 이 처방을 달여 술에 넣어 복용한다. 또한 타박, 폐경, 어혈요통 등에 사용한다. 어혈의 경우, 낮에는 가볍고 밤에는 심해지는 것이 특징인데, 이러한 특성을 보일 때 유효하다. 관절염(통풍[痛風])도 낮에 가볍고 밤에 심해진다면 혈에 의한 것이므로 유효하다. 수년간 지속된 치통도 이 처방을 환약으로 복용하게 하여 치료한 적이 있다.

3초룰을 대입하면	
약재구성 (18가지)	황금 2, 감초 2, 길경 2, 석고 2, 백출 2, 대황 1.5, 형개 1.2, 산치자 1.2, 작약 1.2, 천궁 1.2, 당귀 1.2, 박하 1.2, 방풍 1.2, 마황 1.2, 연교 1.2, 생강 0.3, 활석 3, 망초 0.7
15분류 차트	마황제❶ (급성기용, 진통) 승기탕류⓬ (하제) 온성구어혈제⓫, 구어혈제❿ (혈의 저류를 개선)
처방 방향성	피부용 (형개, 연교), 배농작용 (길경)

한방 전문의 레벨	허실	실증용 (간이판 1.0) 　　　　 정밀판 5.0
	한열	❶한랭 (석고)
	기혈수	❶기 (산치자), 혈 (천궁, 대황, 당귀) 　 수(백출, 석고)
	기역, 기울, 기허, 혈허, 어혈, 수독	기역 (산치자)
달인 레벨	복진	소복경만(小腹硬滿) (당귀 O, 지황 X)
	육병위	소양병 ❸승기탕은 기본으로 　→ 백태(白苔) (드물게 황태[黃苔]) ❺황금, 석고 　　　　　 →중간맥

체질개선 목적의 마황제, 약재수는 18가지로 최다!

보험적용병명, 병태
복부에 피하지방이 많고, 변비경향인 다음 증상 : 고혈압 동반증상(두근거림, 어깨결림, 상열감), 비만, 부종, 변비

이런 증상에도
뇌졸중, 아토피피부염, 감기, 생리통, 타박, 피부질환

룰을 통해 유추해 볼 수 있는 전형적인 환자상
방풍통성산은 18가지라는 최대의 구성약재로 구성된 한방약이다. 분류차트 상 마황이 존재하기 때문에 마황제로 분류할 수 있다. 대황과 망초가 함유되어 있으므로 승기탕류로도 분류할 수 있다. 그리고 대황과 당귀가 함유되어 있기 때문에 구어혈제이기도 한데, 당귀가 있으면서 지황은 없으므로 온성구어혈제의 범주에도 들어간다. 처방 방향성 측면에서는 형개와 연교가 함유되어 있어 피부질환에도 유효하다는 생각을 해볼 수 있겠고, 길경이 존재하므로 배농작용도 기대해 볼 수 있다. 허실점수는 간이판은 1점이지만, 정밀판은 황금, 석고, 망초, 대황, 도인이 함유되어 있어 5점이다. 산치자가 함유되어 있기 때문에 쉽게 상처를 입을 수 있는 상태(기역[氣逆])에도 유효하며, 상열감, 두통, 이명 등도 처방선택의 포인트가 될 수 있다. 한열은 석고가 함유되어 있으므로 첫 단계에서 자동적으로 한랭시키는 한방약으로 분류가 된다. 복부는 허실점수가 5점이기 때문에 심하게 팽만되어 있다고 볼 수 있으며, 여기에 대황이 함유되어 있으므로 변비경향이고, 추가로 고혈(古血)의 정체를 개선(구어혈)하는 작용이 있으므로 하복부 압통(소복경만[小腹硬滿])도 있으면 사용하기 좋다. 시호, 황련이 없기 때문에 늑골궁하의 압통(흉협고만[胸脇苦滿])이나 명치부 압통(심하비경[心下痞硬])은 나타나지 않는다. 황금이나 석고가 존재하기 때문에 소양병기로 볼 수 있으며, 설진 상 백태(白苔), 맥은 중간맥으로 나타난다. 승기탕의 성격도 있기 때문에 설진소견 상 황태(黃苔)가 나타나더라도 좋다. 단단한 체격의 비만환자라는 이미지면 OK라고 생각한다.

원전 '선명론(宣明論, 1172)' 유하간 (劉河間, 1110~1200)

물오약실방함구결(勿誤藥室方函口訣) 발췌, 비역(飛譯)
방풍통성산이라는 처방명은 청상방풍탕에 대한 해설에서 등장한다.

	3초룰을 대입하면		
약재구성 (16가지)	창출 3, 진피 2, 당귀 2, 반하 2, 복령 2, 감초 1, 길경 1, 지실 1, 계피 1, 후박 1, 작약 1, 생강 1, 천궁 1, 대조 1, 백지 1, 마황 1		
15분류 차트	마황제❶ (급성기용, 진통), 이수제❾ 계지탕류⓭ (한방의 기본처방), 온성구어혈제⑪ (혈의 저류를 개선), 기역⑭ (기의 순환)		
처방 방향성	소화기용 (진피), 배농작용 (길경)		
한방 전문의 레벨	**허실**	실증용	(간이판 0.0) 정밀판 0.5
	한열	❷온열 (당귀, 계피)	
	기혈수	❶기 (계피), 혈 (천궁, 당귀) 수 (창출, 반하)	
	기역, 기울, 기허, 혈허, 어혈, 수독	기역 (계피), 기울 (후박) 수독 (창출, 복령)	
달인 레벨	**복진**	소복경만(小腹硬滿) (당귀 O, 지황 X)	
	육병위	소양병 (❺진피) ┬→ 백태(白苔) └→ 중간맥	

냉증에 유효, 사실 마황제!

보험적용병명, 병태

만성으로 경과하며, 증상이 심하지는 않은 다음 증상 : 위장염, 요통, 신경통, 관절통, 월경통, 두통, 냉증, 갱년기장애, 감기

이런 증상에도

냉방병

룰을 통해 유추해 볼 수 있는 전형적인 환자상

분류차트 상 다양하게 분류될 수 있다. 어디든 듣는 것 같은 느낌이 든다. 우선 마황이 존재하기 때문에 마황제이며, 당귀가 있고 지황이 없기 때문에 온성구어혈제이다. 복령, 창출, 반하가 있어 이수제이고, 여기에 후박도 존재하기 때문에 기제의 범주에도 들어간다. 여기에 계지탕의 구성요소가 모두 함유되어 있다. 허실점수 상 간이판 0점, 정밀판 0.5점으로, 마황제이긴 하지만 중간정도 체형 정도면 사용할 수 있을 것 같은 처방이다. 복부는 하복부 압통(소복경만[小腹硬滿]) 이외에는 특별한 소견은 없다. 후박이 포함되어 있어 소양병용이다.

원전

'소심내한양방(蘇沈內翰良方)' 심괄 (沈括, 1031~1095)과 소식(蘇軾, 1037~1101) 쯔무라는 화제국방(和劑局方)

물오약실방함구결(勿誤藥室方函口訣) 발췌, 비역(飛譯)

오적산은 '헌기구정론(軒岐救正論)'에 기, 혈, 음, 식, 담을 오적(五積)으로 본다는 기록에서 기원한 것이다. 감기 같은 증상(풍한[風寒])을 완화하는 것 외에, 몸속을 따뜻하게 하여 혈의 순환을 쾌적하게 한다는 의미도 있다. 감기 유사 증상을 보이면서 체표에 위화감이 있고, 몸속에는 복부에 덩어리가 있으며 추위로 인해 통증(산적[疝癪]), 복통이 발생하는 경우에 효과가 있다. 선인들은 이 처방을 사용하는 목표를 냉증에 의해 발생하는 요통(요냉통[腰冷痛]), 허리나 복부에 경련(요복연급[腰腹攣急]), 상반신에 열이 나면서 하반신은 차가운 증상(상열하한[上熱下寒]), 하복부 통증(소복통[小腹痛]), 총 4가지로 들었다. 이외에 다양한 병에 효과를 낸다는 것이 알려지며, 송대 이후, 일반인도 알고 있는 약이 되었는데, 그렇다고 해서 무시할 수는 없다.

64 자감초탕

3초룰을 대입하면	
약재구성 **(9가지)**	지황 6, 맥문동 6, 계피 3, 대조 3, 인삼 3, 마자인 3, 생강 1, **자감초 3**, 아교 2
15분류 차트	없음
처방 방향성	호흡기용 (맥문동), 설사 (마자인) 지혈 (아교)
허실	허증용 (간이판 −1.0) 정밀판 −1.5
한열	❷온열 (계피, 인삼, 지황)
기혈수	❶기 (인삼, 계피, 맥문동), 혈 (지황)
기역, 기울, 기허, **혈허, 어혈, 수독**	기역 (계피)
복진	없음
육병위	소양병 (❻맥문동)┬▶백태(白苔) └▶중간맥

한방전문의 레벨 / 달인 레벨

154

과거의 부정맥약이 갑상선기능항진증에도 유효!

보험적용병명, 병태
체력이 떨어지면서 쉽게 피로한 두근거림, 숨참

이런 증상에도
바세도우병, 고혈압, 경증 심부전

룰을 통해 유추해 볼 수 있는 전형적인 환자상
분류차트 상 해당되는 내용이 없다. 인삼을 함유하고 있지만, 삼기제도, 사군자탕류도 아니다. 또한 지황을 함유하고 있지만 사물탕도 육미환류도 아니다. 계지탕의 구성요소 중 4가지, 곧 계피, (자)감초, 대조, 생강을 함유했지만 작약이 없기 때문에 계지탕류에도 속하지 않는다. 처방 방향성 측면에서는 맥문동이 있으므로 호흡기 질환용임을 알 수 있고, 마자인이 들어있어 변비에도 유효, 아교가 있어 지혈효과를 기대해 볼 수 있다. 허실점수는 간이판 −1점, 정밀판 −1.5점이다. 한열룰 상 계피와 인삼이 존재하기 때문에 온열하는 한방약임을 알 수 있다. 계피의 존재에서 정신적으로 쉽게 상처 입을 수 있는 상태(기역[氣逆])에도 유효함을 알 수 있다. 복부에는 특별한 소견은 없다. 맥문동이 있기 때문에 지연화된 상태(소양병[少陽病])에 해당하며, 설진 상 백태, 맥진 상 얕지도 깊지도 않게 느껴지는 상태(중간)가 전형적으로 나타난다.

원포인트 어드바이스
부정맥으로 인한 호흡촉박에 사용하던 한방약이다. 계지탕에서 작약을 빼둔 것은 꽤나 재밌다. 작약이 있으면 복부에 보다 유효해지므로 작약을 빼두어 복부가 아닌 흉부나 두부에 약효가 작용하게 되는 것으로 이해할 수 있다. 이건 과학이라기 보단 경험에서 나온 지혜라 할 수 있겠다.

원전
'상한론(傷寒論, 3세기) 금궤요략(金匱要略, 3세기)' 장중경 (張仲景, 150 ?~219)

물오약실방함구결(勿誤藥室方函口訣) 발췌, 비역(飛譯)
자감초탕은 폐상탕(肺傷湯)으로 등장한다. 두근거림(심동계[心動悸])이 처방사용의 주목표이다. 두근거림 이외에도 기급촉박(氣急促迫)하는 환자에도 효과가 있다.

3초룰을 대입하면	
약재구성 (12가지)	황기 3, 산조인 3, 인삼 3, 백출 3, 복령 3, 원지 2, 대조 2, 당귀 2, 감초 1, 생강 1, 목향 1, 용안육 3
15분류 차트	삼기제❺ (체력, 기력을 올림) 온성구어혈제⓫ (혈의 저류를 개선) 이수제❾ (수분 밸런스를 개선)
처방 방향성	기를 진정시킴 (원지) 쾌면작용 (산조인)

한방 전문의 레벨	허실	허증용 (간이판 −2.0) 정밀판 −3.0
	한열	❷온열 (인삼, 당귀)
	기혈수	❶기 (인삼, 산조인, 원지), 혈 (당귀) 수 (백출, 황기)
	기역, 기울, 기허, 혈허, 어혈, 수독	기허 (인삼+황기) 어혈 (당귀 O, 지황 X)
달인 레벨	복진	소복경만(小腹硬滿) (당귀 O, 지황 X)
	육병위	태음병 (❿당귀) ┬→ 설진 상 박백(薄白)~특이소견 없음 └→ 침약맥(沈弱脈)

우울증에도 때때로 유효, 가미귀비탕 보다 허약자용

보험적용병명, 병태

허약체질이며 혈색이 좋지 않은 사람의 다음 증상 : 빈혈, 불면증

이런 증상에도

신경성위염, 건망증

룰을 통해 유추해 볼 수 있는 전형적인 환자상

분류차트 상 인삼과 황기를 함유하고 있으므로 삼기제임을 알 수 있고, 당귀가 있으면서 지황은 없기 때문에 온성구어혈제에 해당한다. 복령과 백출이 있어 이수제의 성격도 가지고 있다. 처방 방향성 측면에서 원지에 주목하면 기를 진정시키는 작용이 강하며, 산조인이 있으므로 쾌면작용도 있다. 허실점수는 간이판 −2점, 정밀판 −3점이다. 꽤나 가녀린 체격용(허증)임을 알 수 있다. 한열은 두번째 스텝에서 인삼, 당귀가 있기 때문에 자동적으로 온열시키는 한방약에 해당하게 된다. 복부소견은 가녀림을 반영하여 연약한 복벽을 보이며, 온성구어혈제이기도 하므로 하복부 압통(소복경만[小腹硬滿])을 보여도 좋다. 당귀가 있으므로 태음병으로 분류된다. 따라서 설진 상 옅은 백색을 보이며, 맥은 침세(沈細)하다.

원포인트 어드바이스

귀비탕에 산치자와 시호가 더해져 있고, 백출을 창출로 변경한 것이 가미귀비탕이다. 귀비탕 쪽이 가미귀비탕보다 허약자용이다. 백출이 창출보다 자양강장작용이 더 있다고 볼 수 있다. 또한 시호는 그다지 허약자용 약재는 아니다.

원전

'제생방(濟生方, 1253)' 엄용화 (嚴用和, 1200 ?~1267 ?)

물오약실방함구결(勿誤藥室方函口訣) 발췌, 비역(飛譯)

귀비탕은 '명의잡저(名醫雜著)'에 따라 원지와 당귀를 추가하여 사용한다. 건망증 외 생각이 많아 흥분된 자, 또는 토혈, 코피, 하혈 등을 치료한다. 이 처방에 시호와 산치자를 추가한 것은 '내과적요(內科摘要)' 처방이다 (=가미귀비탕).

3초룰을 대입하면	
약재구성 (12가지)	반하 3, 복령 3, 갈근 2, 길경 2, 전호 2, 진피 2, 대조 1.5, 인삼 1.5, 감초 1, 지실 1, 소엽 1, 생강 0.5
15분류 차트	이수제❾ (수분 밸런스를 개선) 기제⓮ (기를 순환시킴)
처방 방향성	진통 (갈근) 배농작용 (길경) 소화기용 (진피)
허실	허증용　(간이판　−1.0) 　　　　　정밀판　−1.0
한열	❷온열 (인삼)
기혈수	❶기 (인삼, 소엽), 수 (반하)
기역, 기울, 기허, 혈허, 어혈, 수독	기울 (소엽), 수독 (반하, 복령)
복진	없음
육병위	소양병 (❺진피) ┬▶ 설진 상 백태(白苔) 　　　　　└▶ 중간맥(中間脈)

한방 전문의 레벨

달인 레벨

허약자의 장기화된 감기에

보험적용병명, 병태

감기, 기침

이런 증상에도

신경증, 감기 만성기, 장기화 된 호흡증상, 우울상태

룰을 통해 유추해 볼 수 있는 전형적인 환자상

분류차트 상 소엽이 있으므로 기제임을 알 수 있고, 복령과 반하가 함유되어 있기 때문에 이수제의 성격도 함께 가지고 있다. 처방 방향성 측면에서 길경이 있으므로 배농작용, 갈근이 있으므로 진통작용이 있고, 진피의 존재에서 소화기 질환용임을 알 수 있다. 허실점수는 간이판, 정밀판 모두 -1점으로 허약자용 한방약에 해당한다. 또한 한열룰 상 인삼이 있기 때문에 온열하는 한방약으로 추측할 수 있다. 복부는 허약자용 한방약이기 때문에 긴장감이 없을 것으로 추측 가능하며, 그 외에 특별한 소견은 없다. 마황을 복용하지 못하는 사람을 판별하는데 힌트로 사용하는 명치부 수분저류음(심하진수음)을 보여도 좋다. 육병위 분류 상 진피에 주목하면 지연화된 상태(소양병기[少陽病期])에 해당한다. 설진 상 백태, 맥진 상 얕지도 깊지도 않게 촉지되는 상태(중간맥)가 대표적이 소견이다.

원포인트 어드바이스

삼소음은 감기 급성기에 향소산이나 계지탕으로 첫 치료를 하던 중, 장기화될 때 사용하는 처방에 해당한다. 그런 때 보통은 시호계지탕을 사용하지만, 허약자의 경우 삼소음을 사용할 상황이라고 생각하면 된다. 소엽이 포함되어 있으므로 기분의 순환도 호전시킨다. 따라서 기분이 맑지 않을 때에도 사용 가능하다.

원전

'화제국방(和劑局方, 1107)' 진사문 (陳師文) 등

물오약실방함구결(勿誤藥室方函口訣) 발췌, 비역(飛譯)

삼소음은 피가 섞인 기침을 주 목표로 사용한다. 어혈충심(瘀血衝心) 환자에게도 사용한다.

3초룰을 대입하면	
약재구성 (12가지)	향부자 3, 천궁 3, 창출 3, 당귀 3, 황금 2, 계피 2, 인삼 2, 빈랑자 2, 황련 1, 감초 1, 정자 1, 목향 1
15분류 차트	사심탕류❸ (기를 진정, 항염증) 온성구어혈제⓫ (혈의 저류를 개선) 기제⓮ (기를 순환시킴)
처방 방향성	없음
허실	허증용 (간이판 0.0) 정밀판 −0.5
한열	❶한랭 (황련)
기혈수	❶기 (인삼, 계피, 황련, 향부자) 혈 (천궁, 당귀), 수 (창출)
기역, 기울, 기허, 혈허, 어혈, 수독	기역 (계피, 황련) 기울 (향부자) 어혈 (당귀 O, 지황 X)
복진	소복경만(小腹硬滿) (당귀 O, 지황 X) 심하비경(心下痞硬) (황련)
육병위	소양병 (❻황련) ┬► 설진 상 백태(白苔) (드물게 황태[黃苔]) └► 중간맥(中間脈)

좌측 세로: 한방 전문의 레벨 / 달인 레벨

항상 비슷한 호소를 하는 환자에게 기를 진정시키는 사심탕

보험적용병명, 병태

상열과 어지럼을 보이는 다음 증상 : 산전산후 신경증, 월경불순, 혈도증

이런 증상에도

어지럼, 월경불순 공격성, 초조, 자율신경실조증, 갱년기장애

룰을 통해 유추해 볼 수 있는 전형적인 환자상

분류차트 상 황련과 황금이 함유되어 있으므로 사심탕으로 분류할 수 있다. 또한 당귀가 있고 지황이 없기 때문에 온성구어혈제이다. 향부자가 있기 때문에 기제의 범주에도 들어간다. 처방 방향성 측면에서 고려할만한 약재는 없으며, 허실점수는 간이판 0점, 정밀판 −0.5점이다. [예외]: 실제로는 조금 더 단단한 타입용 처방이다. 한열룰 상 황련이 있으므로 강력히 한랭시키는 한방약임을 알 수 있다. 정신적으로 쉽게 상처를 입을 수 있는 상태(기역[氣逆])에 유효한 계피나 황련, 갑갑한 기분(기울[氣鬱])에 유효한 향부자 등이 들어 있어 기분에 대응 가능한 한방약에 해당하기도 한다. 복부는 당귀가 있고 지황이 없기 때문에 하복부압통(소복경만[小腹硬滿])과 황련이 존재하므로 명치부 압통(심하비경[心下痞硬])이 처방선택에 힌트가 된다. 육병위 상으로는 황련에 주목하면 소양병에 해당하여 설진 상 백색, 맥진 상 얕지도 깊지도 않게 느껴지는 상태(중간맥)로 나타날 가능성이 크다.

원포인트 어드바이스

여신산은 허증용 처방으로 보기엔 무리가 있다. 룰 적용 상 예외에 해당하는 처방이다.

원전

'아사다가문처방' 아사다 소하쿠 (1815~1894)

물오약실방함구결(勿誤藥室方函口訣) 발췌, 비역(飛譯)

여신산은 원래 안영탕(安榮湯)이라 부르며, 군대에서 발생하는 칠기(七氣)를 치료하는 처방이었다. 우리 일문에서는 부인의 혈증에 사용하여 특효가 있었고 지금의 이름을 붙였다. 세간에 존재하는 실모산(實母散), 부왕탕(婦王湯), 청심탕(淸心湯) 등은 모두 같은 종류의 약이다.

68 작약감초탕

3초룰을 대입하면	
약재구성 (2가지)	감초 6, 작약 6
15분류 차트	없음
처방 방향성	없음

한방전문의 레벨	허실	중간용 (간이판 0.0) 정밀판 0.0
	한열	중간 (해당없음)
	기혈수	❷기 (감초), 혈 (작약)
	기역, 기울, 기허, 혈허, 어혈, 수독	없음

달인 레벨	복진	복직근연급(腹直筋攣急) (작약 4g 이상+감초)
	육병위	태음병 (❾작약 5g 이상) ┬→ 설진 상 박백(薄白)~특이소견 없음 └→ 침약맥(沈弱脈)

근육경련에, 바로바로 복용

보험적용병명, 병태
급격히 발생하는 근육경련을 동반하는 동통, 근육 및 관절통, 위통, 복통

이런 증상에도
딸꾹질, 고프로락틴혈증, 월경 전 긴장증후군, 요통, 요관결석, 생리통, 장
딴지경련

룰을 통해 유추해 볼 수 있는 전형적인 환자상
작약감초탕은 2종류의 약재로 구성되어 매우 간단한 구성의 한방약이다.
약재수가 적은 한방약은 즉효성을 기대할 수 있으나, 장기간 지속적으로
복용하게 되면 내성이 잘 생기므로, 필요시마다 그때그때 복용하도록 한
다. 분류차트나 처방 방향성 상 해당하는 것은 없다. 허실점수에서도 특별
히 볼 것이 없어, 간이판과 정밀판 모두 0점이다. 복부소견은 작약과 감
초를 함유하며 작약이 4g 이상이므로 복직근연급(과도한 긴장)이 처방선
택의 힌트가 된다. 또한 작약 5g 이상은 육병위 룰 상 태음병에 해당한다.
설진 상 박백태(薄白苔), 맥진 상 깊은 부위에서 촉지되며 세(細)하게 나타
날 수 있다.

원포인트 어드바이스
기혈수분류는 해당되는 내용이 없을 경우, 스텝 2의 약재로 판단한다. 기혈
수는 그다지 깊게 고민할 필요가 없다. 타 서적들과의 정합성을 억지로 맞
추기 위해 갖추어 둔 방편이다. 2가지 약재로 구성된 한방약은 그외에도 대
황감초탕과 길경탕이 있다. 역사적으로 1가지 약재로 구성되며 그대로 한
방처방명이 붙은 것은 장군탕(대황), 독삼탕(인삼) 그리고 감초탕이 있다.

원전
'상한론(傷寒論, 3세기)' 장중경 (張仲景, 150 ?~219)

물오약실방함구결(勿誤藥室方函口訣) 발췌, 비역(飛譯)
작약감초탕은 다리의 경련(각연급[脚攣急])을 치료하는 것이 주 처방의 목
적이다. 하지만 복통, 하지통증, 양하지나 무릎이 신전되지 않는 경우, 그외
의 급격한 통증에도 사용한다.

3초룰을 대입하면	
약재구성 (6가지)	복령 5, 창출 4, 진피 3, 인삼 3, 지실 1.5, 생강 1
15분류 차트	이수제❾ (수분 밸런스를 개선)
처방 방향성	소화기용 (진피)

한방전문의 레벨	허실	허증용 (간이판 −1.0) 정밀판 −1.0
	한열	❷온열 (인삼)
	기혈수	❶기 (인삼), 수 (창출)
	기역, 기울, 기허, 혈허, 어혈, 수독	수독 (복령, 창출)

달인 레벨	복진	없음
	육병위	소양병 (❺진피) ┬→ 혀는 백태(白苔) └→ 중간맥

위의 출구를 개선하는 느낌의 한방약

보험적용병명, 병태

구역과 가슴쓰림이 있으며 소변량이 감소한 상태의 다음 증상 : 위염, 위무력증, 유음(溜飮)

이런 증상에도

역류성 식도염, 구취증, 위 만복감, 위암 수술 후 유문협착증

룰을 통해 유추해 볼 수 있는 전형적인 환자상

복령음은 6가지 약재로 구성된 한방약이다. 분류차트 상 복령과 창출이 있으므로 이수제임을 알 수 있다. 처방 방향성 상 진피가 존재하므로 소화기 용임을 추측할 수 있다. 허실점수는 간이판, 정밀판 모두 −1점으로 약간 가녀린 타입용임을 알 수 있다. 그리고 한열률 상 인삼이 존재하므로 온열하는 처방이 된다. 복부에 특별한 소견은 없다. 진피가 존재하므로 육병위상 소양병이며, 혀에는 백태(白苔), 맥은 얕지도 깊지도 않게 촉지되는 상태(중간맥)이다.

원포인트 어드바이스

수독(水毒)이란 수분 언밸런스로 이해하면 된다. 그것을 교정하는 것이 이수제이다. 이 이수제를 3가지로 나눌 수 있다. 협의의 이수제는 소변량을 증가시켜 수분 언밸런스를 개선하는 것, 그리고 구수제(驅水劑)는 소변량의 변화는 그다지 일으키지 않은 채 체내 수분 언밸런스를 개선하는 것이며, 마지막으로 진해거담제도 넓은 의미에서 이수제에 속한다. 그것을 대략 파악할 수 있도록 룰상 복령, 출, 택사, 저령, 반하, 방기 중에서 2개 이상을 함유한 경우를 이수제로 분류하도록 하였다.

원전 '금궤요략(金匱要略, 3세기)' 장중경 (張仲景, 150 ?~219)

물오약실방함구결(勿誤藥室方函口訣) 발췌, 비역(飛譯)

복령음은 후세에서 말하는 이른바 위내정수(胃內停水, 유음[留飮])의 주약이다. 인삼탕의 적응증이면서 흉중에 담음(痰飮)이 있는 자에게 유효하다. 하라 난요는 이 처방에 오수유와 모려를 가하여 통증을 동반하면서 구토하는 증상(벽음[癖飮])의 주약으로 활용했다.

3초룰을 대입하면	
약재구성 (5가지)	향부자 4, 소엽 2, 진피 2, 감초 1.5, 생강 1
15분류 차트	기제⓮ (기를 순환시킴)
처방 방향성	소화기용 (진피)
허실	허증용 (간이판 0.0) 정밀판 0.0
한열	중간 (해당없음)
기혈수	❶기 (소엽, 향부자)
기역, 기울, 기허, 혈허, 어혈, 수독	기울 (향부자, 소엽)
복진	없음
육병위	태양병 ❺진피를 기본으로 ⟩ → 설진 소견 없음 ❼향부자 ⟩ → 부약맥(浮弱脈)

한방 전문의 레벨

달인 레벨

기의 순환이 좋지 않을 때, 생선 알레르기에도

보험적용병명, 병태
위장이 허약하며 신경질적인 사람의 감기 초기

이런 증상에도
두드러기, 심신증, 중이염, 위염, 우울증상, 어떤 병명에든

룰을 통해 유추해 볼 수 있는 전형적인 환자상
향소산은 5가지 구성약재로 구성된 간단한 한방약이다. 분류차트 상 향부자와 소엽이 존재하므로 기제로 분류할 수 있다. 또한 처방 방향성 측면에서 진피가 있으므로 소화기에도 유효할 수 있다. 허실점수는 0점이다. 중간정도의 체형에 널리 사용할 수 있음을 알 수 있겠다. 복부에는 특별한 소견은 없다. 또한 향부자가 있으므로 태양병에 해당하며, 설진 상 특별한 소견은 없고, 맥은 표면에서 바로 느껴지면서 약한(부약[浮弱]) 느낌으로 나타난다.

원포인트 어드바이스
향소산은 마황을 함유하지 않은 감기약으로써 사용빈도가 높다. 또한 우울해 보이는 상태에도 유효하며, 다양한 질환에 폭넓게 사용된다. 플라세보 효과를 기대하며 처방할 때도 빈용된다. 계피, 부자, 당귀, 인삼, 교이, 건강, 황기 같은 허실점수에서 마이너스로 카운트되는 약재가 함유되어 있지 않지만, 허약자용으로 보는 것이 좋겠다.

원전 '화제국방(和劑局方, 1107)' 진사문(陳師文) 등

물오약실방함구결(勿誤藥室方函口訣) 발췌, 비역(飛譯)
향소산은 기제 중에서도 즉효성이 있는 처방이다. 따라서 남녀불문하고 기체(氣滯)로 흉부나 명치부가 막힌 느낌이 들며, 식욕이 없고, 동작이 둔하며, 늑골궁하가 불편하게 당겨, 대시호탕이나 소시호탕 등을 사용하더라도 증상이 심해져 가는 사람이나 명치가 아프고, 밤낮으로 어쩔 줄 모르며 힘들어 하고, 건중탕이나 사심탕류의 처방으로도 효과가 나지 않는 경우에 처방하면 의외로 좋은 효과를 낸다. 또한 소엽은 식사 후 복만(腹滿, 식적[食積])을 완화한다. 식중독이나 생선 섭취 후 복통, 천식에는 자소엽을 다량으로 사용하면 속효를 볼 수 있다.

3초룰을 대입하면	
약재구성 (4가지)	지황 3, 작약 3, 천궁 3, 당귀 3
15분류 차트	사물탕류❻ (빈혈 유사증상을 보함)
처방 방향성	없음

한방 전문의 레벨	**허실**	허증용 (간이판 −1.0) 정밀판 −1.0
	한열	❷중간 (당귀, 지황)
	기혈수	❶혈 (지황, 천궁, 당귀)
	기역, 기울, 기허, 혈허, 어혈, 수독	혈허 (당귀+작약+천궁+지황)
달인 레벨	**복진**	없음
	육병위	태음병 (❿당귀) ─┬→ 혀는 백태(白苔)∼특이소견 없음 └→ 침약맥(沈弱脈)

당귀, 작약, 천궁, 지황으로 혈허에 대응하는 기본처방

보험적용병명, 병태

피부가 건조하며, 피부 윤기가 나쁜 체질이며 위장장애가 없는 사람의 다음
증상 : 산후 또는 유산 후의 피로회복, 월경불순, 냉증, 동상, 기미, 혈도증

이런 증상에도

고혈압, 혈전성정맥염, 빈혈

룰을 통해 유추해 볼 수 있는 전형적인 환자상

사물탕은 당귀, 작약, 천궁, 지황 총 4가지 약재로 구성되는 기본 한방약이
다. 분류차트 상 당연히 사물탕류의 범주에 해당한다. 처방 방향성에 부합
하는 사항은 없다. 허실점수는 당귀가 있으므로 −1점이다. 한열은 두번째
스탭에서 온열하는 당귀와 한랭하는 지황이 하나씩 있기 때문에 중간에 해
당한다. 육병위 상 당귀가 있으므로 태음병(투병력이 저하된 상태)에 해당
하며, 설진 상 박백태(薄白苔)가 나타나며, 맥진 상 깊은 부위에서 촉지되
며 얇은 맥(침약맥)으로 나타난다.

원포인트 어드바이스

사물탕 함유 한방제제는 10종류로 온청음, 궁귀교애탕, 형개연교탕, 시호
청간탕, 칠물강하탕, 십전대보탕, 소경활혈탕, 대방풍탕, 저령탕합사물탕,
당귀음자이다. 또한 온청음은 사물탕+황련해독탕으로 온청음을 함유한 한
방약은 형개연교탕과 시호청간탕이다.

원전

'화제국방(和劑局方, 1107)' 진사문(陳師文) 등

물오약실방함구결(勿誤藥室方函口訣) 발췌, 비역(飛譯)

사물탕은 '국방(局方)'에서 혈도(血道)를 매끈하게 만드는 수단으로 기록되
어 있다. 혈허는 물론이며, 어혈(瘀血) 덩어리, 제복(臍腹)이 울적(鬱積)되
어 다양한 손상을 입은 사람에게 사용한다. 이것은 문의 경첩이 매끄럽지
않을 때 기름칠을 하는 것에 비유할 수 있겠다. 혈액이 순환하게 되며 대변
도 원활히 나오게 된다. 따라서, 단순히 혈허를 보한다고만 보는 것은 잘못
된 인식이다.

3초룰을 대입하면	
약재구성 (3가지)	대조 6, 감초 5, 소맥 20
15분류 차트	없음
처방 방향성	없음
허실	중간용　(간이판　0.0) 　　　　　정밀판　0.0
한열	중간 (해당없음)
기혈수	❷기 (감초)
기역, 기울, 기허, 혈허, 어혈, 수독	없음
복진	없음
육병위	소양병 (⓫)┬▶백태설 　　└▶중간맥(中間脈)

(좌측 세로 표기) 한방 전문의 레벨 / 달인 레벨

경련에 효과를 내며, 음식 그 자체인 한방약

보험적용병명, 병태
야제증, 경련

이런 증상에도
신경증, 자율신경실조증, 틱, 공황장애, 우울증상

룰을 통해 유추해 볼 수 있는 전형적인 환자상

감맥대조탕은 3가지 약재로 구성된 한방약이다. 분류차트, 처방의 방향성, 허실점수, 한열 룰 상 해당하는 약재는 없다. 육병위는 어디에도 해당하지 않으며, 지연화된 상태(소양병)에 해당한다. 따라서 설진 상 백태, 맥진 상 얕지도 깊지도 않게 촉지되는 상태(중간맥)에 해당한다.

원포인트 어드바이스

3가지 약재로 구성되는 한방제제는 감맥대조탕 외에 소반하가복령탕, 조위승기탕, 삼황사심탕, 삼물황금탕, 마황부자세신탕 그리고 인진호탕이다. 구성약재 수가 적으면 즉효성을 기대할 수 있다고 알려져 있다. 감맥대조탕을 구성하는 감초, 소맥, 대조는 모두 식품으로 어떻게 이 조합이 경련발작 같은 상태에 유효한지는 아직 불명확하다. 약효가 없을 것 같은 조합으로 힘을 발휘하는 한방약을 눈앞에서 보다 보면 한방의 역사와 뛰어난 지혜를 실감하게 된다. 한방은 경험을 토대로 한 합산의 지혜라고 생각해야 할 것이다. 소건중탕과 비슷하게 특별한 약재 없이 한방의 매력을 충분히 느낄 수 있는 한방약이다.

원전 '금궤요략(金匱要略, 3세기)' 장중경 (張仲景, 150 ?~219)

물오약실방함구결(勿誤藥室方函口訣) 발췌, 비역(飛譯)

감맥대조탕은 여성의 히스테리(부인장조[婦人臟躁]) 치료가 주목적인 약이지만, 우측 협하나 배꼽 주위에 구련이나 종류(腫瘤)가 있는 사람에게 사용하면 효과가 있다. 또한 아이의 야간울음이 멈추지 않을 때에 즉효이다. 성인의 간적(癎癪)에도 유효하다. 좌측에 구련이 있을 때는 시호로, 우측에 구련이 있을 때는 이 처방을 사용한다는 말도 있으나, 꼭 여기에 구애될 필요는 없다.

73 시함탕

3초룰을 대입하면	
약재구성 (9가지)	시호 5, 반하 5, 황금 3, 대조 3, 인삼 2, 황련 1.5, 감초 1.5, 생강 1, 괄루인 3
15분류 차트	시호제❷ (아급성기, 만성기용, 항염증, 진정작용) 사심탕류❸ (기를 진정, 항염증)
처방 방향성	없음

한방 전문의 레벨 ↑↓	허실	실증용　(간이판　1.0) 　　　　(정밀판　1.0)
	한열	❶한랭 (황련)
	기혈수	❶기 (시호, 인삼, 황련), 수 (반하)
	기역, 기울, 기허, 혈허, 어혈, 수독	기역 (황련)
달인 레벨 ↑↓	복진	흉협고만(胸脇苦滿) (시호) 심하비경(心下痞硬) (황련)
	육병위	소양병 (❺시호) ┬→ 백태설(白苔舌) (드물게 황태[黃苔]) 　　　　 └→ 중간맥(中間脈)

172

장기화된 폐병변에 유효

보험적용병명, 병태
기침, 기침에 의한 흉통

이런 증상에도
늑간신경통, 기관지확장증, 농흉

룰을 통해 유추해 볼 수 있는 전형적인 환자상
분류차트 상 시호제이다. 또한 황련과 황금을 함유하고 있어 사심탕류로도 분류할 수 있다. 처방 방향성에서는 특별히 해당하는 것이 없다. 황련과 황금을 함유하고 있어 허실점수는 +2점이며, 튼튼한 타입에 전형적으로 사용할 수 있다. 한열룰 상 황련이 있어 한랭하는 한방약임을 알 수 있다. 황련이 함유되어 있으므로 쉽게 상처를 입을 수 있는 상태(기역[氣逆])에도 유효하다. 허실점수가 1점이며, 복부 긴장도 양호하며, 시호가 있으므로 늑골궁하의 압통(흉협고만)이 명확히 나타나며, 황련이 있으므로 명치부 압통(심하비경)이 나타나는 것도 전형적인 이미지에 해당한다. 육병위 상 시호, 황련에 주목하면 소양병에 해당한다.

원포인트 어드바이스
시함탕은 소함흉탕(황련, 반하, 괄루인)과 소시호탕을 합방한 것이다. 반하는 소시호탕에도 함유되어 있으므로 소시호탕합소함흉탕은 소시호탕가황련, 괄루인에 해당한다. 이 처방 외에 시호와 황련을 함유한 한방약으로는 형개연교탕, 시함탕, 시호청간탕, 죽여온담탕이 있다.

원전
원전불명. 일본에서 창작된 처방. 물오약실방함구결(勿誤藥室方函口訣)에도 기록되어 있음.

물오약실방함구결(勿誤藥室方函口訣) 발췌, 비역(飛譯)
시함탕은 의사가 하제로 잘못 사하한 뒤에 몸이 쇠약하며, 병의 원인이 명치부에 모여, 흉중열이 넘치고 명치부의 수와 결합한 상태를 치료한다. 이 증상이 심하면 대함흉탕의 적응증이 되나, 대개는 이 처방으로 대응이 가능하다. 디프테리아(마비풍[馬脾風]) 초기에는 죽여를 추가하여 사용한다.

3초룰을 대입하면	
약재구성 **(3가지)**	대황 2, 감초 1, 망초 0.5
15분류 차트	승기탕류⑫ (하제, 진정, 혈의 저류를 개선)
처방 방향성	없음
허실	실증용　(간이판　0.0) 　　　　정밀판　2.0
한열	❷한랭 (대황)
기혈수	❶혈 (대황)
기역, 기울, 기허, **혈허, 어혈, 수독**	없음
복진	없음
육병위	양명병 (❸대황+망초) ┬→ 황태설(黃苔舌) 　　　　　　　└→ 침실맥(沈實脈)

한방 전문의 레벨

달인 레벨

대황감초탕+망초로 완고한 변비에 효과 있음

보험적용병명, 병태
변비

이런 증상에도
구토, 만성위장염

룰을 통해 유추해 볼 수 있는 전형적인 환자상

조위승기탕은 3가지 구성약재로 구성된 한방약이다. 분류차트 상 대황과 망초가 함유되어 있으므로 승기탕류이다. 처방 방향성을 보여주는 약재는 함유되어 있지 않다. 또한 허실룰 상 대황과 망초가 있어 정밀판에서 2점에 해당한다. 튼튼한 타입의 사람에게 사용하는 것이 전형적이다. 한열룰 상 첫번째 스텝에 해당하는 약재는 없으나 두번째 스텝에서 대황이 있기 때문에 자동적으로 한랭하는 한방약으로 분류가능하다. 복부소견은 튼튼한 타입의 복부를 보이며, 변비경향이 있다. 육병위 상 승기탕류이므로 양명병에 해당하며, 설진 상 황태, 맥진 상 깊게 느껴지며 두꺼운 맥이 나타나는 것이 전형적이다.

원포인트 어드바이스

승기탕은 대황과 망초를 함유한 것으로 조위승기탕 외에 대황목단피탕, 대승기탕, 통도산, 도핵승기탕, 방풍통성산이 있다. 대황감초탕에 망초를 추가한 것이 조위승기탕이다.

원전
'상한론(傷寒論, 3세기)' 장중경 (張仲景, 150 ?～219)

물오약실방함구결(勿誤藥室方函口訣) 발췌, 비역(飛譯)

조위승기탕은 승기탕 중에서는 가장 부드러운 처방이다. 소화기에 작용하여 소화기능을 튼튼히 한다. 대승기탕이나 소승기탕 같이 복만(腹滿)이나 건조해진 대변을 목표로 하지는 않는다. 다만 열이 위에 있는 경우를 치료한다. 상한이외의 질병(잡병)에 사용하는 것도 이 의미이다.

3초룰을 대입하면	
약재구성 (6가지)	창출 4, 인삼 4, 복령 4, 감초 1, 생강 1, 대조 1
15분류 차트	사군자탕류❹ (기력을 돋움) 이수제❾ (수분 밸런스를 개선)
처방 방향성	없음
허실	허증용 　(간이판　−1.0) 　　　　　정밀판　−1.0
한열	❷온열 (인삼)
기혈수	❶기 (인삼), 수 (창출)
기역, 기울, 기허, 혈허, 어혈, 수독	기허 (사군자탕), 수독 (창출, 복령)
복진	없음
육병위	태음병 (❿인삼) ┌→ 설 박백태(薄白苔)〜특이소견 없음 　　　　　└→ 침약맥(沈弱脈)

한방전문의 레벨

달인 레벨

창출, 감초, 인삼, 복령으로 구성된 기허의 기본처방

보험적용병명, 병태
야위고 안색이 좋지 않으며, 식욕이 없고, 쉽게 피로한 사람의 다음 증상 : 위장허약, 만성위염, 위 불편감, 구토, 설사

이런 증상에도
육군자탕도 복용하지 못하는 소화기가 허약한 사람의 모든 증상에

룰을 통해 유추해 볼 수 있는 전형적인 환자상
사군자탕은 6가지 약재로 구성된 한방약이다. 생강과 대조는 과거 가정에서 상비하던 조미료 같은 것으로 처음에는 그다지 중점을 두지 않아도 좋다. 생강과 대조에도 물론 약효는 있겠으나, 나머지 4가지가 특히 더 중요하다. 창출, 복령, 감초, 인삼이 사군자탕의 군약이라고 일컬어진다. 분류차트 상 당연히 사군자탕류에 해당한다. 처방 방향성을 보여주는 약재는 없다. 허실점수는 인삼이 있기 때문에 −1점이다. 한열룰에서도 인삼이 있기 때문에 온열하는 한방약임을 알 수 있다. 사군자탕류는 기운이 빠져 있는 것 같은 상태(기허[氣虛])에 유효한 것으로 알려져 있다. 인삼이 있으므로 육병위 룰 상 태음병에 해당하고, 설진 상 옅게 하얀 태가 나타나며, 맥진 상 깊게 촉지되며 가는 맥이 전형적으로 나타나게 된다.

원포인트 어드바이스
사군자탕의 군약을 함유하고 있는 한방약으로는 가미귀비탕, 계비탕, 시령탕, 십전대보탕, 육군자탕이 있다.

원전 '화제국방(和劑局方, 1107)' 진사문(陳師文) 등

물오약실방함구결(勿誤藥室方函口訣) 발췌, 비역(飛譯)
사군자탕은 기허(氣虛)를 치료한다. 따라서 소화기능이 약해 발생한 증상이 있을 때에 이 처방을 가감하여 치료해야만 한다. 같은 기허라고 해도 인삼이나 부자가 적합한 증(證)은 각기 다르다. 소화기능이 약하며 위의 입구가 막혀 음식을 먹을 수 없고 가슴쓰림이 발생하는 경우(흉격허비[胸膈虛痞], 담수탄산[痰嗽吞酸])에 이 처방을 쓸 수 있다. 이 처방과 육군자탕은 식욕부진을 처방사용의 주 목적으로 삼는다.

3초룰을 대입하면	
약재구성 (9가지)	지황 5, 당귀 5, 목통 5, 황금 3, 차전자 3, 택사 3, 감초 1, 산치자 1, 용담 1
15분류 차트	없음
처방 방향성	비뇨기용 (차전자)
허실	중간용 (간이판 0.0) 정밀판 0.0
한열	❷한랭 (당귀, 지황, 황금)
기혈수	❶기 (산치자), 혈 (지황, 당귀) 수 (택사)
기역, 기울, 기허, 혈허, 어혈, 수독	기역 (산치자)
복진	없음
육병위	소양병 (❺황금) ┬ ➤ 백태설(白苔舌) (드물게 황태[黃苔]) └ ➤ 중간맥(中間脈)

한방 전문의 레벨

달인 레벨

실증용 비뇨기질환 치료약, 음부습진에도 유효

보험적용병명, 병태
비교적 체력이 좋고 하복부 근육이 긴장된 경향을 가진 다음 증상 : 배뇨통, 잔뇨감, 소변혼탁, 대하

이런 증상에도
이명, 눈충혈, 불면

룰을 통해 유추해 볼 수 있는 전형적인 환자상
분류차트 상 해당하는 약재가 없다. 처방 방향성에서는 차전자가 있기 때문에 비뇨기질환용이라는 이미지가 있다. 허실점수는 간이판과 정밀판　모두 실증용인 황금과 허증용인 당귀가 하나씩 있어 0점이다. 한열룰 상 당귀가 따뜻하게 하지만, 지황과 황금이 한랭시키므로 스텝 2에서 한랭하는 한방약으로 분류된다. 산치자가 함유되어 있으므로 정신적으로 쉽게 상처를 입을 수 있는 상태(기역[氣逆])에 유효한 이미지도 가지고 있다. 육병위 상 황금이 있으므로 소양병에 해당하고, 설진 상 백태, 맥진 상 얕지도 깊지도 않게 촉지되는 상태(중간맥)가 기본적으로 나타날 가능성이 높다.

원포인트 어드바이스
용담사간탕은 우차신기환이나 팔미지황환의 실증 버전이라고 생각하면 된다. 허실점수는 용담사간탕이 0점, 나머지 두 처방은 모두 −1.5점이다. 당귀와 지황이 있으므로 사물탕에서 작약과 천궁이 빠진 것과 같으므로 사물탕의 느낌도 함께 포함되어 있다고 봐도 좋다.

원전
'설씨십육종(薛氏十六種, 1529)' 설기(薛己, 1486~1558)

물오약실방함구결(勿誤藥室方函口訣) 발췌, 비역(飛譯)
용담사간탕은 간경습열(肝經濕熱)이 주 목표이다. 하부에 분비물, 매독이나 임질을 포함하여 음부에 습진이 생기는 경우에 특효를 보인다. 또한 회음부의 농양, 서혜부 림프절 종대(변독[便毒]), 여성의 음부 소양통에 사용한다.

3초룰을 대입하면	
약재구성 (7가지)	지황 5, 작약 4, 당귀 4, 애엽 3, 감초 3, 천궁 3, 아교 3
15분류 차트	사물탕류❻ (빈혈 유사 증상을 보함)
처방 방향성	지혈 (아교)
허실	허증용 (간이판 −1.0 정밀판 −1.0
한열	❷중간 (당귀, 지황)
기혈수	❶혈 (지황, 당귀, 천궁)
기역, 기울, 기허, 혈허, 어혈, 수독	혈허 (당귀+작약+천궁+지황)
복진	없음
육병위	태음병 (❿당귀) ┐→ 혀는 박백(薄白)~특이소견 없음 └→ 침약맥(沈弱脈)

한방 전문의 레벨

달인 레벨

하반신 출혈에 사용

보험적용병명, 병태
치질출혈

이런 증상에도
월경과다, 지혈, 건조성 피부소양증, 혈뇨, 부정출혈

룰을 통해 유추해 볼 수 있는 전형적인 환자상
궁귀교애탕은 사물탕+아교, 애엽, 감초이다. 따라서 분류차트 상 당연히 사물탕류로 분류된다. 처방 방향성 측면에서는 아교가 있어 지혈작용이 있음을 알 수 있다. 허실점수는 당귀가 있으므로 간이판, 정밀판 모두 −1점이다. 한열룰 상 당귀가 따뜻하게, 지황이 식혀주므로 한열 어느 쪽에도 치우치지 않은 것이 된다. 하지만 사물탕에는 역시나 따뜻하게 한다는 이미지가 있으므로 예외적으로 사물탕이 함유되어 있으면 약간 온열시키는 작용이 있다고 생각하는 것이 정합성을 갖추는데 도움이 될지 모르겠다. 당귀가 있으므로 육병위 룰 상 태음병에 해당한다. 따라서 설진 상 박백태(薄白苔)가 있으며 맥진 상 깊고 가늘게 촉지되는 맥이 나타나게 된다.

원포인트 어드바이스
물오약실방함구결(勿誤藥室方函口訣)에서는 궁귀교애탕의 주작용이 '지혈'이라고 언급하고 있다. 아교가 있기 때문에 그렇게 느낄 수 있다. 그리고 사물탕과 관련된 이미지로써 빈혈, 그리고 그로 인한 영양실조 상태를 그려보면, 전형적인 환자상을 파악하기 쉬울 것이다.

원전 '금궤요략(金匱要略, 3세기)' 장중경 (張仲景, 150 ?∼219)

물오약실방함구결(勿誤藥室方函口訣) 발췌, 비역(飛譯)
궁귀교애탕은 지혈의 주약이다. 따라서 부정성기출혈(누하[漏下])이나 절박유산(포조[胞阻])에 사용한다.
"천금(千金)", "외대(外臺)"에서는 임신, 임신 중의 실심(失心, 실부[失什]), 유산(상산[傷産]), 또는 타박, 외상, 실혈에 사용한다. "천금"의 궁귀탕, "국방"의 사물탕, 모두 이 처방에서 파생된 것이다. 아교의 자양지혈(滋養止血), 애엽의 월경조절 그리고 감초의 완화 등의 효과를 통해 유효하다.

3초룰을 대입하면	
약재구성 (4가지)	의이인 10, 마황 4, 행인 3, 감초 2
15분류 차트	마황제❶ (급성기용, 진통)
처방 방향성	항염증작용 (의이인)
허실	실증용 (간이판 1.0) (정밀판 2.0)
한열	중간 (해당없음)
기혈수	❶수 (의이인, 행인)
기역, 기울, 기허, 혈허, 어혈, 수독	없음
복진	없음
육병위	소양병 (❺의이인) ┌→ 백태설(白苔舌) └→ 중간맥(中間脈)

한방 전문의 레벨

달인 레벨

마행감석탕의 석고를 의이인으로 대체한 처방

보험적용병명, 병태
관절통, 신경통, 근육통

이런 증상에도
사마귀, 지루성습진, 비듬, 급성발열성질환, 감기, 기침

룰을 통해 유추해 볼 수 있는 전형적인 환자상
마행감석탕은 마황, 행인, 의이인, 감초로 구성되며, 해당 약재의 이름을 하나하나 따서 처방명을 만들었다. 따라서 분류차트 상 마황제로 분류할 수 있다. 처방 방향성 측면에서 의이인이 있으므로 항염증작용이 있음을 알수 있다. 허실점수는 마황이 있으므로 간이판 1점, 정밀판 2점이다. 한열은 첫번째 스텝과 두번째 스텝 모두 해당하는 약재가 없어 중간에 해당한다. 복부에 특별한 소견은 나타나지 않는다. 육병위 상 의이인이 있으므로 소양병에 해당한다. 따라서 설진 상 백태, 맥진 상 깊지도 얕지도 않게 촉지되는 상태(중간맥)로 나타난다.

원포인트 어드바이스
마행의감탕에서 의이인을 빼고 석고를 추가한 것이 마행감석탕이다. 마행의감탕에는 한랭작용이 강한 석고가 없고, 반면 통증을 멈추는 의이인이 있다고 이해하면 2가지 처방의 차이를 간단히 이해할 수 있겠다. 의이인은 항염증작용이 있으며 피부병에도 유효하다. 의이인을 함유한 한방약으로는 마행의감탕 외에 의이인탕과 계지복령환가의이인이 있다.

원전
'금궤요략(金匱要略, 3세기)' 장중경 (張仲景, 150 ?~219)

물오약실방함구결(勿誤藥室方函口訣) 발췌, 비역(飛譯)
마행의감탕은 풍습(風濕)으로 인한 (풍습유주[風濕流注]) 통증이 잡히지 않는 경우를 치료한다. 대략 이 증상은 풍습이 피부에 있으며 관절에는 이르지 않은 상태로 발열 신체동통하는 경우에 효과를 낸다. 이 처방으로 강력히 발한시켜야 한다. 따라서 보다 진행된 증상의 경우, '명의지장(名醫指掌)'에 등장하는 의이인탕을 적용해야 한다.

3초룰을 대입하면	
약재구성 (6가지)	창출 4, 후박 3, 진피 3, 대조 2, 감초 1, 생강 0.5
15분류 차트	기제⓮ (기를 순환시킴)
처방 방향성	소화기용 (진피)

한방전문의 레벨	허실	중간용	(간이판　0.0) 정밀판　0.0
	한열	중간 (해당없음)	
	기혈수	❶기 (후박), 수 (창출)	
	기역, 기울, 기허, 혈허, 어혈, 수독	기울 (후박)	
달인 레벨	복진	없음	
	육병위	소양병 (❺진피) ┬→ 백태설(白苔舌) (드물게 황태[黃苔]) 　　　　 └→ 중간맥(中間脈)	

기(氣)도 맑게 하는 위장약

위가 불편하며 소화불량 경향이 있는 사람의 다음 증상 : 급만성 위염, 위무력증, 소화불량, 식욕부진

이런 증상에도

과식, 두통

룰을 통해 유추해 볼 수 있는 전형적인 환자상

평위산은 6가지 약재로 구성된 한방약이다. 분류차트 상 후박이 있으므로 기제의 범주에 들어간다. 처방 방향성 측면에서 진피가 있기 때문에 소화기용임을 알 수 있다. 허실점수를 평가할 수 있는 약재가 없어 0점으로 산출되며, 한열룰 상 첫번째 스텝, 두번째 스텝 모두 해당하는 약재가 없어 중간에 해당한다. 복부에 특별한 소견은 없으며, 육병위 상 후박이 있으므로 소양병으로 분류할 수 있다. 따라서 설진 상 백태를 보이며, 맥진 상 얕지도 깊지도 않게 촉지되는 상태(중간맥)를 보이게 된다.

원포인트 어드바이스

후박은 총 12개 처방에 함유되어 있으며, 기분을 맑게함과 동시에 복부팽만나 복통에 유효하다. 진피는 24개 처방에 함유되어 있으며 소화기증상에 유효하고, 식욕을 증진하는 효과도 있다.

그리고 진피와 후박이 함께 들어 있는 한방약으로는 평위산 외에 6개 처방이 있으며, 위령탕, 오적산, 신비탕, 통도산, 복령음합반하후박탕이 있다. 평위'산'으로 이름은 붙어 있지만, 사실 쯔무라 보험적용 한방엑스제는 모두 전탕약을 엑스로 만든 것이기 때문에 정확히는 평위산료의 엑스제이다. '료(料)'는 산제나 환제를 전탕약으로 처방한다는 의미이다.

원전

'간요제중방(簡要濟衆方)' 주응 (周應, 송대[宋代]) 쯔무라는 화제국방(和劑局方)

물오약실방함구결(勿誤藥室方函口訣) 발췌, 비역(飛譯)

후세방파들은 평위산을 극찬하지만, 현저한 효과는 없다.

3초룰을 대입하면	
약재구성 (15가지)	시호 2, 황금 1.5, 황백 1.5, 황련 1.5, 괄루근 1.5, 감초 1.5, 길경 1.5, 우방자 1.5, 산치자 1.5, 지황 1.5, 작약 1.5, 천궁 1.5, 당귀 1.5, 박하 1.5, 연교 1.5
15분류 차트	시호제❷ (만성기, 항염증) 사심탕류❸ (기를 진정, 항염증) 사물탕류❻ (빈혈 유사 증상을 보함)
처방 방향성	배농작용 (길경), 피부질환용 (연교)

한방 전문의 레벨	허실	실증용 (간이판 1.0) 정밀판 1.0
	한열	❶한랭 (황련)
	기혈수	❶기 (시호, 황련, 산치자) 혈 (지황, 천궁, 당귀)
	기역, 기울, 기허, 혈허, 어혈, 수독	기역 (산치자, 황련) 혈허 (당귀+작약+천궁+지황)
달인 레벨	복진	흉협고만(胸脇苦滿) (시호) 심하비경(心下痞硬) (황련)
	육병위	소양병 (❺시호) ┌─▶ 백태설(白苔舌) (드물게 황태[黃苔]) └─▶ 중간맥(中間脈)

체질개선을 위해 장기간 사용

보험적용병명, 병태
간(癎) 경향이 심한 소아의 다음 증상 : 신경증, 만성편도염, 습진

이런 증상에도
여드름, 감기, 체질개선, 아토피, 구내염

룰을 통해 유추해 볼 수 있는 전형적인 환자상
시호청간탕은 15가지 약재로 구성된 한방약이며, 온청음(=사물탕+황련해독탕)을 그대로 함유하고 있다. 따라서 분류차트 상 사물탕류와 사심탕류의 범주에 들어간다. 또한 시호가 있기 때문에 시호제로도 분류할 수 있다. 처방 방향성 측면에서 길경이 있기 때문에 배농작용을, 연교가 있기 때문에 피부질환 개선작용을 기대해 볼 수 있다. 허실점수는 황금과 황련이 있어 2점, 당귀가 있어 −1점이므로 합계 1점이 된다. 한열룰 상 황련이 있기 때문에 첫번째 스텝에서 자동적으로 한랭하는 한방약이 된다. 산치자와 황련은 쉽게 상처를 입는 상태(기역[氣逆])에 유효하게 작용한다. 복부소견 상 시호가 있기 때문에 늑골궁하의 압통(흉협고만)이 처방선택의 힌트가 된다. 시호제는 소양병에 해당하므로 설진 상 백태, 맥진 상 얕지도 깊지도 않게 촉지되는 상태(중간맥)를 보이게 된다.

원포인트 어드바이스
시호청간탕은 온청음+시호, 괄루근, 감초, 길경, 우방자, 박하, 연교이다. 박하는 주성분이 멘톨이다. 박하를 함유한 한방약으로는 가미소요산, 형개연교탕, 시호청간탕, 자음지보탕, 청상방풍탕, 천궁다조산, 방풍통성산이 있다.

원전
'일관당창방(一貫堂創方)' 모리 도하쿠 (1867~1931)

물오약실방함구결(勿誤藥室方函口訣) 발췌, 비역(飛譯)
시호청간탕은 입과 혀의 병에 효과가 있다. 청열화혈(淸熱和血)하는 처방이다.

3초룰을 대입하면	
약재구성 (5가지)	반하 5, 복령 5, 진피 4, 감초 1, 생강 1
15분류 차트	이수제❾ (수분 밸런스를 개선)
처방 방향성	소화기용 (진피)
허실	중간용　(간이판　0.0) 　　　　　정밀판　0.0
한열	중간 (해당없음)
기혈수	❶수 (반하)
기역, 기울, 기허, 혈허, 어혈, 수독	수독 (복령, 반하)
복진	없음
육병위	소양병 (❺진피) ┬▶ 백태설(白苔舌) 　　　　　└▶ 중간맥(中間脈)

세로 방향 왼쪽: 한방 전문의 레벨 / 달인 레벨

오래된 것일수록 귀하다고 알려진 진피, 반하를 함유

보험적용병명, 병태
오심, 구토

이런 증상에도
어지럼, 두근거림, 불면

룰을 통해 유추해 볼 수 있는 전형적인 환자상
이진탕은 5가지 약재로 구성된 한방약이다. 분류차트 상 복령과 반하가 함유되어 있어 이수제의 범주에 들어간다. 진피가 있으므로 소화기용이라고도 이해할 수 있다. 허실점수와 한열룰 상 딱 맞는 약재는 없기 때문에 각각 0점이다. 따라서 폭넓게 사용가능함을 알 수 있겠다. 육병위 상 진피에 주목하면 소양병에 해당하며, 설진 상 백태, 맥진 상 얕지도 깊지도 않게 촉지되는 상태(중간맥)가 전형적으로 나타날 수 있다.

원포인트 어드바이스
이진탕의 '이진(二陳)'은 반하와 진피인데, 이 두 가지 약재는 오래된 것이 양품(良品)이다보니 이러한 이름이 붙었다. 진피와 반하는 이수약으로도 불린다. 광의 이수제는 협의 이수제, 축수제, 진해거담제로 대략 분류될 수 있다. 협의의 이수제는 소변량을 늘려 수분 언밸런스를 치료한다. 반하와 진피는 축수제로 분류되며, 소변량의 증량과 관계없이 체내 수분 언밸런스를 치료한다. 복령은 협의 이수약에 해당하는 약재이다. 이렇게 생각해보면 수독(水毒)도 이해가 쉽다. 어디까지나 룰 상의 이야기로 예외도 다수 존재하나, 우선은 한방의 기본적인 이미지를 잡기 위한 것으로 대략적인 상관관계를 룰로써 이해하다보면 쉽게 한방 관련 지식을 습득할 수 있다.

원전
'화제국방(和劑局方, 1107)' 진사문(陳師文) 등

물오약실방함구결(勿誤藥室方函口訣) 발췌, 비역(飛譯)
기록없음

3초룰을 대입하면	
약재구성 (5가지)	계피 4, 감초 3, 창출 3, 인삼 3, 건강 2
15분류 차트	없음
처방 방향성	없음
허실	허증용 (간이판 −1.0) 　　　　 정밀판 −2.5
한열	❶온열 (건강)
기혈수	❶기 (계피, 인삼), 수 (창출, 건강)
기역, 기울, 기허, 혈허, 어혈, 수독	기역 (계피)
복진	심하진수음(心下振水音)
육병위	태음병 (❿인삼) ┬→ 혀는 박백(薄白)~특이소견없음 　　　　　 └→ 침약맥(沈弱脈)

왼쪽 세로 방향 라벨:
한방전문의 레벨 (↑↓)
달인 레벨 (↑↓)

인삼탕+계피, 기억에도 유효

보험적용병명, 병태

위장이 약한 사람의 다음 증상 : 두통, 두근거림, 만성위장염, 위무력증

이런 증상에도

경련, 체질개선, 냉증, 설사, 감기

룰을 통해 유추해 볼 수 있는 전형적인 환자상

계지인삼탕은 인삼탕(건강, 감초, 창출, 인삼)에 계피를 추가한 것이다. 분류차트 상 방향성을 보여주는 약재는 없다. 허실점수는 간이판의 경우, 인삼이 있으므로 −1점, 정밀판의 경우 계피가 −0.5점, 그리고 인삼과 건강이 각각 −1점이므로 합계 −2.5점이 된다. 허약자용 한방약인 것이다. 허약자는 마황을 복용할 수 없으므로 그 힌트로써 복부진찰 상 명치부의 수분저류음(심하진수음)을 보이는 경우가 있다. 한열룰 상 건강에 주목하면 첫번째 스텝에서 자동적으로 강력히 온열하는 한방약이 된다. 또한 복벽은 허약자이므로 대개 힘없이 말랑말랑하다. 인삼과 건강이 있으므로 태음병에 해당한다. 따라서 설진 상 박백태, 그리고 맥진 상 깊지도 얕지도 않게 촉지되는 상태가 전형적이다. 인삼탕을 함유하고 있으므로 심하진수음이 처방 사용의 힌트가 된다.

원포인트 어드바이스

육병위 룰 상 태음병은 최후에 결정된다. 당귀, 인삼, 지황, 건강, 오수유, 산조인, 황기, 교이가 있으면 태음병에 해당되는데, 그 단계에 이르기까지 소양병으로 판단할 수 있는 약재(시호, 황련, 황금, 석고, 저령, 조구등, 황백, 의이인, 모려, 길경, 후박, 맥문동, 진피), 그리고 태양병으로 결정할 수 있는 약재(마황, 향부자, 갈근)가 함유되어 있지 않아야 한다.

원전 '상한론(傷寒論, 3세기)' 장중경 (張仲景, 150 ?~219)

물오약실방함구결(勿誤藥室方函口訣) 발췌, 비역(飛譯)

계지인삼탕은 체표에 열이 있고 이(裏)에 한이 있으며 설사하는 경우(협열리[協熱利])를 치료한다. 설사를 치료하는 것은 이중환과 비슷하나, 심하비가 있고 표증(表證)을 보이는 상황이기 때문에 금궤요략의 인삼탕에 계지를 추가해둔 것이다.

3초룰을 대입하면	
약재구성 (9가지)	반하 5, 창출 4, 복령 4, 천궁 3, 조구등 3, 진피 3, 당귀 3, 시호 2, 감초 1.5
15분류 차트	시호제❷ (만성기) 이수제❾ (수분 밸런스를 개선) 온성구어혈제⓫ (혈의 저류를 개선)
처방 방향성	소화기용 (진피), 기를 진정시킴 (조구등)

한방전문의 레벨	허실	허증용 (간이판 −1.0) 정밀판 −1.0
	한열	❷온열 (당귀)
	기혈수	❶기 (시호, 조구등), 혈 (천궁, 당귀) 수 (창출, 반하)
	기역, 기울, 기허, 혈허, 어혈, 수독	기역 (조구등) 수독 (복령, 창출, 반하)

달인 레벨	복진	소복경만(小腹硬滿) (당귀 O, 지황 X) 흉협고만(胸脇苦滿) (시호) 대동맥박동 촉지
	육병위	소양병 (❺시호) ┬► 백태설(白苔舌) 　　　　　└► 중간맥(中間脈)

진피와 반하를 추가한 허증용 억간산

보험적용병명, 병태

허약체질이면서 신경이 곤두서 있는 사람의 다음 증상 : 신경증, 불면증, 소아야제증, 소아감증(疳症)

이런 증상에도

치매, 조현병, 안검경련, 경계성 성격장애, 이갈이

룰을 통해 유추해 볼 수 있는 전형적인 환자상

억간산가진피반하는 억간산에 진피와 반하를 추가한 한방약이다. 분류차트 상 시호가 있으므로 시호제의 범주에, 당귀가 있고 지황이 없기 때문에 온성구어혈제의 범주에도 들어간다. 허실점수는 당귀가 존재하므로 −1점이다. 한열룰도 첫번째 스텝에서 자동적으로 당귀가 존재하여 온열시키는 한방약에 해당한다. 처방 방향성 측면에서 진피가 들어 있으므로 소화기용약, 조구등이 들어 있으므로 기를 진정시키는 작용이 있다. 곧 조구등은 쉽게 상처를 입을 수 있는 상태(기역[氣逆])에 유효하다. 복부는 억간산이기 때문에 대동맥박동이 잘 만져지고, 시호제이므로 늑골궁하 압통(흉협고만[胸脇苦滿]), 온성구어혈제이기 때문에 하복부압통(소복경만[小腹硬滿])을 보일 수 있으며, 이러한 소견들은 처방선택의 큰 힌트가 된다. 육병위 룰 상 시호에 주목하면 소양병기에 해당한다. 따라서 설진 상 백태, 맥진 상 얕게도 깊게도 촉지되지 않는 상태(중간맥)로 나타나게 된다.

원포인트 어드바이스

진피와 반하를 추가하는 방식은 때때로 이해가 쉽지 않다. 억간산에 진피와 반하를 추가한 억간산가진피반하가 되면 허증용이 되는데, 이와 달리 사군자탕에 진피와 반하를 추가하여 육군자탕을 만들면, 약간 실증 경향으로 변경된다. 그외의 약재들과의 상성의 결과일 것이라고 볼 수밖에 없을 것 같다.

원전

원전불상. 일본에서 창제된 처방

물오약실방함구결(勿誤藥室方函口訣) 발췌, 비역(飛譯)

기록없음

3초룰을 대입하면	
약재구성 (2가지)	대황 4, 감초 2
15분류 차트	대황제⑫ (사하제, 진정, 혈의 저류를 개선)
처방 방향성	없음
허실	실증용 (간이판 0.0) 정밀판 1.0
한열	❷한랭 (대황)
기혈수	❶혈 (대황)
기역, 기울, 기허, 혈허, 어혈, 수독	없음
복진	없음
육병위	태음병 (❽대황감초탕) ┬→ 혀는 박백(薄白)~특이소견없음 └→ 침약맥(沈弱脈)

한방 전문의 레벨

달인 레벨

효과를 빠르게 볼 수 있는 사하제로 필요시마다 복용

보험적용병명, 병태

변비

이런 증상에도

구토

룰을 통해 유추해 볼 수 있는 전형적인 환자상

대황과 감초로 구성된 한방약이다. 분류차트 상 대황이 함유되어 있으므로 대황제의 범주에 들어간다. 처방 방향성 측면에서 평가가 가능한 약재는 없다. 허실점수는 간이판의 경우 평가가 가능한 약재는 없고, 정밀판에서는 대황이 있으므로 +1점이 된다. 한열은 첫번째 스텝에서 해당하는 약재가 없고, 두번째 스텝에서 대황이 있어 자동적으로 한랭시키는 한방약이된다. 육병위룰 상 대황감초탕은 태음병 처방에 속한다.

원포인트 어드바이스

구성약재수가 적은 한방약은 효과를 빠르게 확인할 수 있으나 내성이 잘생긴다. 따라서 연속해서 복용하다 보면 효과가 나지 않게 되므로 필요시마다 사용하는 것이 중요하다. 대황 단독으로 구성된 한방약은 예외적으로 장군탕이라는 명칭이 붙어 있으나, 장군탕에 감초를 추가한 것이 대황감초탕이다. 감초를 추가함으로써 대황의 작용을 부드럽게 만들어준다고 생각하면 된다. 대황감초탕에 망초를 추가한 것이 조위승기탕이다.

원전 '금궤요략(金匱要略, 3세기)' 장중경 (張仲景, 150 ?~219)

물오약실방함구결(勿誤藥室方函口訣) 발췌, 비역(飛譯)

대황감초탕은 이른바 남쪽의 바람(남훈[南薰])을 구하려면, 북쪽 창(북유[北牖])을 열어야 한다는 말로 설명이 가능한 처방이다. 위가 딱 막힌 것을 대변으로 끌어내려 제거하면 구토를 멈추게 할 수 있다. 입덧, 대변이 나오지 않을 때도 효과가 있다. 모두 같은 원리이다. 허증이더라도 대변이 건조하며 단단해진 환자에게 이 처방을 사용한다. 이 방법은 꼭 올바른 것은 아니지만 어쩔 수 없이 사용하는 방법(권도[權道])에 해당한다. 너무 증(證)에 구애될 필요는 없다.

3초룰을 대입하면	
약재구성 (7가지)	마황 5, 행인 4, 후박 3, 진피 2.5, 감초 2, 시호 2, 소엽 1.5
15분류 차트	마황제❶ (급성기용, 진통) 시호제❷ (만성기용, 항염증) 기제⓮ (기를 순환시킴)
처방 방향성	소화기용 (진피)

한방 전문의 레벨	허실	실증용 (간이판 1.0) 정밀판 2.0
	한열	중간 (해당없음)
	기혈수	❶기 (후박, 소엽, 시호) 수 (행인)
	기역, 기울, 기허, 혈허, 어혈, 수독	기울 (후박, 소엽)

달인 레벨	복진	흉협고만(胸脇苦滿) (시호)
	육병위	소양병 (❺시호) ┬→ 백태설(白苔舌) └→ 중간맥(中間脈)

보험적용병명, 병태

소아천식, 기관지천식, 기관지염

이런 증상에도

감기 초기부터 장기화된 감기까지, 장기간 지속되는 미열, 장기간 지속되는 관절통

룰을 통해 유추해 볼 수 있는 전형적인 환자상

신비탕은 분류차트 상 마황이 있으므로 마황제, 시호가 있어서 시호제, 소엽과 후박이 있으므로 기제의 범주에 들어간다. 처방 방향성 측면에서 진피가 있으므로 소화기용으로 볼 수 있다. 허실점수는 마황이 있기 때문에 간이판 1점, 정밀판의 경우 마황을 2점으로 카운트할 수 있으므로 2점이다. 한열룰 상 첫번째 스텝, 두번째 스텝 모두 해당하는 약재가 없어 중간으로 판단할 수 있다. 복부는 실증용 한방약이므로 긴장되어 있을 것으로 상상할 수 있고, 시호가 함유되어 있으므로 늑골궁하 압통(흉협고만[胸脇苦滿])이 처방선택의 한 힌트가 될 수 있다. 시호에 주목하면 장기화된 상태(소양병)용이다. 따라서 설진 상 백태, 맥진 상 얕지도 깊지도 않게 촉지되는 상태(중간)로 나타날 가능성이 높다.

원포인트 어드바이스

마황제이면서 시호제인 처방은 보험적용 한방엑스제 중 신비탕뿐이다. 이것이 신비탕의 특징이다. 시호제가 있으면 소양병기, 그리고 마황이 있으면 통상 태양병기에 해당하나, 시호와 마황이 병존할 때는 육병위 상 시호가 우선시되므로 소양병기의 성격을 강하게 띄는 것으로 보면 된다.

원전

'외대비요(外臺秘要, 752)' 왕도 (王燾, 670~755)

물오약실방함구결(勿誤藥室方函口訣) 발췌, 비역(飛譯)

신비탕은 다양한 책에 동명이방(同名異方)이 기록되어 있는데, 각각 몇 종류의 약재가 가감되어 있다. 우리 가문에서는 후박을 추가하여 사용하며, 이 처방이 가장 유효한 것 같다.

86 당귀음자

3초룰을 대입하면	
약재구성 (10가지)	당귀 5, 지황 4, 질려자 3, 작약 3, 천궁 3, 방풍 3, 하수오 2, 황기 1.5, 형개 1.5, 감초 1
15분류 차트	사물탕류❻ (빈혈 유사 증상을 보함)
처방 방향성	피부과용 (형개)

한방 전문의 레벨	허실	허증용 (간이판 −1.0) 정밀판 −2.0
	한열	❷중간 (당귀, 지황)
	기혈수	❶혈 (지황, 당귀, 천궁), 수 (황기)
	기역, 기울, 기허, 혈허, 어혈, 수독	혈허 (당귀+작약+천궁+지황)
달인 레벨	복진	없음
	육병위	태음병 (❿당귀) ─┬─▶ 설 박백태(薄白苔)~특이소견 없음 └─▶ 침약맥(沈弱脈)

사물탕을 함유하여 거친 피부에 특효

보험적용병명, 병태
냉증이면서 다음 증상이 있는 경우 : 만성습진(분비물이 적은 경우), 가려움

이런 증상에도
인설, 노인성가려움증, 투석 시 가려움증

룰을 통해 유추해 볼 수 있는 전형적인 환자상
당귀음자는 사물탕+질려자, 방풍, 하수오, 황기, 형개, 감초이다. 따라서 분류차트 상 당연히 사물탕류의 범주에 들어간다. 처방 방향성 측면에서 형개가 있으므로 피부질환용에 해당한다. 허실점수는 간이판의 경우 당귀가 있으므로 −1점, 정밀판에서는 황기도 가산되어 −2점이다. 가녀린 사람에게 적합한 한방약인 것이다. 한열룰 상 두번째 스텝에서 당귀가 온열, 지황이 한랭하므로 중간이다. 사물탕이 함유되어 있으면 육병위 상 태음병으로 분류할 수 있다. 따라서 설진 상 얇은 백태(白苔), 맥진 상 깊게 느껴지며 얇은 맥(침약맥)이 전형적인 소견으로 나타날 수 있다.

원포인트 어드바이스
사물탕은 빈혈 유사 상태(혈허[血虛])에 사용하는 기본 한방처방이다. 따라서 당귀음자가 적합한 사람의 대표적 이미지도 혈허의 이미지와 거의 겹친다고 보는 것이 정확하다. 하수오는 주요 한방엑스제 중 당귀음자에만 함유되어 있는 약재이므로 여기서는 매우 중요하다고 볼 수도 있겠다. 다만, 역으로 그렇게 중요하고 귀중한 약재가 왜 당귀음자에만 사용되었는가? 라는 의문이 들기도 하여 묘하게 신경이 쓰인다.

원전
'제생방(濟生方, 1253)' 엄용화 (嚴用和, 1200 ?~1267 ?)

물오약실방함구결(勿誤藥室方函口訣) 발췌, 비역(飛譯)
당귀음자는 노인의 혈조(血燥)로 인해 발생한 습진에 유효하다. 만약 혈열(血熱)이 있다면 온청음이 적합하다. 또한 이 처방이 효과가 없는 경우에는 사물탕에 형개와 부평을 추가하면 효과가 있다.

3초룰을 대입하면	
약재구성 (6가지)	지황 5, 산수유 3, 산약 3, 택사 3, 복령 3, 목단피 3
15분류 차트	육미환류❼ (고령기 호소에) 이수제❾ (수분 밸런스를 개선)
처방 방향성	없음
허실	중간용　(간이판　0.0) 정밀판　0.0
한열	❷한랭 (지황)
기혈수	❶혈 (지황, 목단피), 수(택사)
기역, 기울, 기허, 혈허, 어혈, 수독	수독 (복령, 택사)
복진	소복불인(小腹不仁) (지황, 산수유, 목단피)
육병위	태음병 (❿지황) ─ → 설 박백태(薄白苔)~특이소견 없음 └→ 침약맥(沈弱脈)

한방 전문의 레벨

달인 레벨

팔미지황환에서 부자를 뺀 버전으로 아이에게 사용해도 OK!

보험적용병명, 병태

쉽게 피로하며 소변량감소 또는 다뇨상태이고, 때때로 갈증이 있는 다음
상황: 배뇨곤란, 빈뇨, 부종, 가려움

이런 증상에도

소아 체질개선, 야뇨증, 도한(盜汗), 무월경, 눈피로

룰을 통해 유추해 볼 수 있는 전형적인 환자상

육미환은 6가지 약재로 구성된 한방약이다. 분류차트 상 지황과 산수유, 목
단피가 있으므로 육미환류에 속한다. 또한 택사와 복령이 있기 때문에 이
수제 범주에도 들어간다. 처방 방향성 측면에서 고려할만한 약재는 없다.
허실점수에서도 해당하는 약재가 없어서 중간정도 체형을 주 타깃으로 사
용하면 된다. 한열룰 상 첫번째 스텝에 해당사항이 없고, 두번째 스텝 상 지
황이 있기 때문에 한랭하는 한방약이다. 복진 상, 하복부 긴장저하(소복불
인[小腹不仁])이 육미환류 처방사용 선택의 힌트가 된다. 지황이 있기 때문
에 태음병으로 분류할 수 있다. 따라서 설진 상 박백태(薄白苔), 맥진 상 깊
게 눌러야 촉지되는 가는 형태의 맥 소견이 전형적으로 나타난다.

원포인트 어드바이스

육미환의 사용빈도는 그리 많지 않지만, 육미환에 계피와 부자를 추가한
팔미지황환 그리고 팔미지황환에 우슬과 차전자를 추가한 우차신기환은
고령자 호소(신허[腎虛])의 제1선택약이다. 반면, 육미환은 부자를 함유하
고 있지 않기 때문에 아이들에게도 가볍게 사용할 수 있다. 왜 제제명을 육
미지황환이라고 하지 않았는지는 의문이다. 별 것 아닌 것이 묘하게 신경
쓰인다.

원전

'소아약증직결(小兒藥證直訣, 1107)' 전을 (錢乙, 1035~1117)

물오약실방함구결(勿誤藥室方函口訣) 발췌, 비역(飛譯)

기재없음

3초룰을 대입하면	
약재구성 (12가지)	반하 4, 창출 3, 위령선 2.5, 황금 2.5, 향부자 2.5, 진피 2.5, 백출 2.5, 복령 2.5, 감초 1, 생강 1, 천남성 2.5, 화강활 2.5
15분류 차트	기제⓮ (기를 순환시킴) 이수제❾ (수분 밸런스를 개선)
처방 방향성	소화기용 (진피)

한방 전문의 레벨	허실	실증용	(간이판　1.0) 정밀판　1.0
	한열	❷한랭 (황금)	
	기혈수	❶기 (향부자) 　수 (창출, 반하, 백출)	
	기역, 기울, 기허, 혈허, 어혈, 수독	기울 (향부자), 수독 (창출, 복령)	
달인 레벨	복진	없음	
	육병위	소양병 (❺황금) ―┬→ 백태설(白苔舌) 　　　　　　└→ 중간맥(中間脈)	

보험적용병명, 병태

오십견

이런 증상에도

경견완증후군, 상지통증

룰을 통해 유추해 볼 수 있는 전형적인 환자상

이출탕은 12가지 약재로 구성된 한방약이지만, 창출과 백출을 함유한데서 처방명이 유래했다. 분류차트 상 향부자가 있으므로 기제의 범주에 들어가고, 복령, 창출, 백출, 반하가 있기 때문에 이수제이기도 하다. 처방 방향성 측면에서는 진피가 있기 때문에 소화기질환에도 유효하다. 허실점수는 황금이 있으므로 간이판, 정밀판　모두 1점이다. 한열룰 상으로도 황금이 있으므로 첫번째 스텝에서 자동적으로 한랭하는 한방약으로 분류할 수 있다. 황금에 주목하면 소양병에 해당하며, 육병위 룰 상 소양병의 상류(上流)에 있는 것은 진무탕과 마황부자세신탕이 소음병에, 백호가인삼탕과 인진호탕 그리고 승기탕류(대황+망초)가 양명병이다. 여기에 해당하지 않으며 소양병의 힌트가 되는 약재(시호, 황련, 황금, 석고, 저령, 조구등, 황백, 의이인, 모려, 길경, 후박, 맥문동, 진피)가 있다면 소양병 처방으로 판단할 수 있다. 설진 상 백태를 보이며, 맥진 상 얕지도 깊지도 않게 촉지되는 상태(중간맥)로 나타나게 된다.

원포인트 어드바이스

창출과 백출을 모두 함유한 한방약으로는 이출탕 외에 위령탕이 있다. 창출은 이수효과가 강하고, 백출은 이수효과와 함께 자양강장효과가 있다고 이해하면 된다. 이 두 가지 약재는 상한론 시대에는 구별되지 않았다. 5세기경부터 구별되기 시작한 것으로 알려져 있는데, 창출과 백출의 기원식물에 관해서는 논란이 지속되고 있다. 백출은 큰꽃삽주, 창출은 가는잎삽주로 알려져 있다.

원전 '만병회춘(萬病回春, 1587)' 공정현 (龔廷賢, 1522~1619)

물오약실방함구결(勿誤藥室方函口訣) 발췌, 비역(飛譯)

기재없음

89 치타박일방

3초룰을 대입하면	
약재구성 **(7가지)**	계피 3, 천궁 3, 천골 3, 감초 1.5, 대황 1, 정자 1, 박속 3
15분류 차트	대황제⓬ (하제, 진정, 혈의 저류를 개선)
처방 방향성	없음
허실	실증용 (간이판 0.0) 정밀판 0.5
한열	❷중간 (계피, 대황)
기혈수	❶기 (계피), 혈 (천궁, 대황)
기역, 기울, 기허, **혈허, 어혈, 수독**	기역 (계피), 어혈 (천골, 대황)
복진	소복경만(小腹硬滿) (천골+대황)
육병위	소양병 (❹천골, 대황) ┬→ 백태설(白苔舌) 　　　　　　　 └→ 중간맥(中間脈)

한방전문의 레벨 (허실~기역,기울,기허,혈허,어혈,수독)

달인 레벨 (복진~육병위)

타박에 유효, 천골과 대황으로 구어혈작용!

보험적용병명, 병태
타박에 의한 붓기와 통증

이런 증상에도
염좌, 골절, 좌상, 좌창

룰을 통해 유추해 볼 수 있는 전형적인 환자상

치타박일방은 7가지 약재로 구성된다. 분류차트 상 대황이 있기 때문에 대황제의 범주에 들어간다. 처방 방향성 측면에서 해당사항이 없다. 허실점수는 간이판에는 해당사항이 없어 0점, 정밀판의 경우 대황 1점, 계피 −0.5점이기 때문에 합계 0.5점이다. 중간~약간 튼튼한 체형용임을 알 수 있다. 한열룰에서도 계피와 대황이 있으므로 중간에 해당한다. 복진소견 상 천골을 구어혈작용을 가진 약재로 생각하면 하복부압통(소복경만[小腹硬満])을 고려해도 좋다. 하지만 천골을 함유한 한방약은 치타박일방뿐이기 때문에 무리해서 이를 기억할 필요는 없다. 육병위 룰 상 대황과 천골이 있기 때문에 오래된 혈의 저류를 개선하는 처방으로 분류할 수 있고 소양병에 해당한다.

원포인트 어드바이스

천골은 한약제제 중 치타박일방에만 들어가 있기 때문에 이것을 구어혈효과가 있는 약재로 볼 수 없다는 의견도 있다. 그럴 때는 치타박일방 만을 예외적으로 기억해도 좋다. 유효한 증상이 어혈로 판단되는 경우가 대부분이어서 구어혈제로 기억해 두기만 해도 처방선택에는 무리가 없고, 오히려 도움이 된다.

원전 '카가와 슈온 경험방' 카가와 슈온(香川修庵, 1683~1755)

물오약실방함구결(勿誤藥室方函口訣) 발췌, 비역(飛譯)

치타박일방은 타박과 근육, 뼈의 통증을 치료한다. 천골은 어혈을 풀어준다. 박속은 통증을 제거한다. 따라서 이 2가지 약재가 주요 약재이다. 일본의 혈분(血分) 약 대부분이 천골을 주요 약재로 사용한다. 어느 정도 증상이 장기화된 경우라면 부자를 추가하여 사용한다.

3초룰을 대입하면	
약재구성 (16가지)	당귀 3, 맥문동 3, 복령 3, 황금 2, 길경 2, 행인 2, 산치자 2, 상백피 2, 대조 2, 진피 2, 천문동 2, 패모 2, 감초 1, 오미자 1, 생강 1, 죽여 2
15분류 차트	온성구어혈제❶ (혈의 저류를 개선)
처방 방향성	호흡기용 (맥문동, 오미자) 소화기용 (진피), 배농작용 (길경)
허실	중간용 (간이판 0.0) 정밀판 0.0
한열	❷중간 (당귀, 황금)
기혈수	❶기 (맥문동, 산치자), 혈 (당귀) 수 (행인, 오미자)
기역, 기울, 기허, 혈허, 어혈, 수독	기역 (계피, 산치자) 어혈 (당귀 O, 지황 X)
복진	소복경만(小腹硬滿) (당귀 O, 지황 X)
육병위	소양병 (❺맥문동) ┬─▶ 백태설(白苔舌) (드물게 황태[黃苔]) └─▶ 중간맥(中間脈)

(좌측 세로: 한방 전문의 레벨 / 달인 레벨)

보험적용병명, 병태

가래가 많이 나오는 기침

이런 증상에도

객담, 상열, 초조, 갈증, 천식, 만성기관지염

룰을 통해 유추해 볼 수 있는 전형적인 환자상

청폐탕은 16가지 약재로 구성된 한방약이다. 분류차트 상 당귀가 있고 지황이 없기 때문에 온성구어혈제의 범주에 들어간다. 처방 방향성 상 맥문동과 오미자가 있기 때문에 호흡기질환용, 진피가 있으므로 소화기질환용, 길경이 있으므로 배농작용이 있음을 알 수 있다. 허실점수는 당귀가 −1점, 황금이 1점이므로 합계 0점이다. 따라서 중간정도의 체형을 주요 타깃으로 사용하면 된다. 한열룰 상 당귀와 황금이 각각 온열, 한랭하는 약재이므로 중간으로 판별할 수 있다. 계피와 산치가가 함유되어 있으므로 쉽게 상처를 입을 수 있는 상태(기역[氣逆])에 유효하다. 복부소견은 피부와 피하조직의 긴장은 중등도이며 당귀가 있고 지황이 없기 때문에 하복부 압통(소복경만[小腹硬滿])이 처방 선택의 힌트가 된다. 육병위 룰 상 황금과 맥문동, 진피, 길경 모두 소양병에 해당함을 보여주고 있다.

원포인트 어드바이스

이 책의 육병위 룰은 진무탕과 마황부자세신탕은 우선 소음병에, 백호가인삼탕과 인진호탕, 승기탕류는 양명병으로 분류한 뒤, 여기에 해당하지 않고, 시호, 황련, 황금, 석고, 저령, 조구등, 황백, 의이인, 모려, 길경, 후박, 맥문동, 진피가 있으면 소양병용 처방으로 본다.

원전

'만병회춘(萬病回春)' 공정현(龔廷賢, 1522~1619)

물오약실방함구결(勿誤藥室方函口訣) 발췌, 비역(飛譯)

청폐탕은 가래와 기침약인데, 음증(陰證)이며 심부에 열이 있는 것을 식혀주는 처방(허화[虛火] 처방)에 속한다.

3초룰을 대입하면	
약재구성 **(13가지)**	반하 5, 시호 3, 맥문동 3, 복령 3, 길경 2, 지실 2, 향부자 2, 진피 2, 황련 1, 감초 1, 생강 1, 인삼 1, 죽여 3
15분류 차트	시호제❷ (만성기용, 항염증) 이수제❾ (수분 밸런스를 개선) 기제❶❹ (기를 순환시킴)
처방 방향성	호흡기용 (맥문동), 소화기용 (진피) 배농작용 (길경)
허실	중간용　(간이판　0.0) 　　　　　정밀판　0.0
한열	❶한랭 (황련)
기혈수	❷기 (인삼, 시호, 맥문동, 향부자, 황련), 　수 (진피, 반하, 길경)
기역, 기울, 기허, **혈허, 어혈, 수독**	기역 (황련, 맥문동+반하), 기울 (향부자), 수독 (복령, 반하)
복진	흉협고만(胸脇苦滿) (시호) 심하비경(心下痞硬) (황련)
육병위	소양병 (❺시호) ┬▶ 백태설(白苔舌) (드물게 황태[黃苔]) 　　　　 └▶ 중간맥(中間脈)

왼쪽 세로 레이블: 한방 전문의 레벨 / 달인 레벨

보험적용병명, 병태

독감, 감기, 폐렴 등의 회복기에 열이 장기화되거나, 해열되었더라도 기분이 진정되지 않고, 기침과 가래가 많아 숙면을 취할 수 없는 경우

이런 증상에도

신경증, 감기초기, 불면, 어지럼, 코막힘

룰을 통해 유추해 볼 수 있는 전형적인 환자상

분류차트 상 시호가 있기 때문에 시호제의 범주에 들어간다. 또한 향부자가 있으므로 기제로도 분류할 수 있다. 처방 방향성 측면에서 맥문동이 있기 때문에 호흡기질환용, 진피가 있으므로 소화기질환용, 길경의 배농작용도 기대할 수 있다. 허실점수는 간이판, 정밀판 모두 인삼과 황련이 존재하므로 0점이 된다. 정신적으로도 쉽게 상처 받는 상태(기역[氣逆])에는 황련도 유효하며, 맥문동+반하도 비슷한 효과를 낸다. 울적한 기분(기울[氣鬱])에는 향부자가 유효하다. 복부소견 상 시호가 있기 때문에 늑골궁하 압통(흉협고만[胸脇苦滿]), 그리고 황련이 있어 명치부 압통(심하비경[心下痞硬])이 전형적으로 나타난다. 육병위룰 상 시호 등이 있기 때문에 소양병에 속한다.

원포인트 어드바이스

감기나 독감 처방이면서 기제에 속한다는 것이 매력이다. 잠들기 편해진다. 감기 초기에도 꽤나 유효하다.

원전

'수세보원(壽世保元)' 공정현(龔廷賢, 1522~1619) (쯔무라는 만병회춘[萬病回春])

물오약실방함구결(勿誤藥室方函口訣) 발췌, 비역(飛譯)

죽여온담탕은 죽엽석고탕보다 약간 실증 경향에 속하는 처방이다. 흉격(胸膈)에 울열(鬱熱)이 있어 기침이 심하고 잠을 잘 수 없는 사람에게 사용한다. 급성증이 없더라도(잡병), 여성이 흉중(胸中)에 울열(鬱熱)이 있고 기침이 심할 때에 유효하다. 불면증에 얽매일 필요는 없다.

3초룰을 대입하면	
약재구성 (13가지)	향부자 3, 시호 3, 지골피 3, 작약 3, 지모 3, 진피 3, 당귀 3, 맥문동 3, 백출 3, 복령 3, 패모 2, 감초 1, 박하 1
15분류 차트	시호제❷ (만성기용, 항염증) 온성구어혈제⓫ (혈의 저류를 개선) 기제⓮ (기를 순환시킴)
처방 방향성	소화기용 (진피), 호흡기용 (맥문동) 청량작용 (지모)

한방 전문의 레벨	허실	허증용 (간이판 −1.0) 정밀판 −1.0
	한열	❷온열 (당귀)
	기혈수	❶기 (맥문동, 향부자, 시호) 혈 (당귀), 수 (백출)
	기역, 기울, 기허, 혈허, 어혈, 수독	기울 (향부자) 어혈 (당귀 O, 지황 X)
달인 레벨	복진	소복경만(小腹硬滿) (당귀 O, 지황 X) 흉협고만(胸脇苦滿) (시호)
	육병위	태음병 ❺시호를 기본으로 ┐→ 설 박백태(薄白苔)~특이소견 없음 ⓪당귀 ┘→ 침약맥(沈弱脈)

호흡기질환 치료제, 그리고 시호제

보험적용병명, 병태
허약한 사람의 만성 기침, 가래

이런 증상에도
폐결핵, 신경증, 상열, 미열

룰을 통해 유추해 볼 수 있는 전형적인 환자상
분류차트 상 시호가 있기 때문에 시호제의 범주에 속하며 당귀가 있고 지황은 없기 때문에 온성구어혈제이고 향부자가 있어 기제의 범주에도 들어간다. 처방 방향성 측면에서 보면 소화기용에 해당하고, 맥문동이 있어 호흡기질환용, 지모가 있어 청량작용이 있음을 알 수 있다. 허실점수는 간이판, 정밀판 모두 당귀가 있어 −1점이다. 허약자가 주요 타깃임을 알 수 있다. 한열룰 상 당귀가 있어 온열하는 한방약이 된다. 복부소견 상 시호가 있으므로 늑골궁하 압통(흉협고만)이 있고, 당귀가 있지만 지황이 없어 하복부 압통(소복경만)도 처방선택의 힌트가 된다. 육병위 룰 상 맥문동이 있으나, 소양병을 기본으로 하며, 당귀가 있어 태음병에 속한다. 따라서 설진 상 박백태가 나타나며, 맥진 상 깊은 곳에서 촉지되며 가는 맥이 나타난다.

원포인트 어드바이스
지모는 청량작용으로 이해하면 된다. 식히는 약재이지만, 일반적이**지는** 않기 때문에 한열룰에 넣지는 않았다. 지모를 함유한 한방약으로는 백호가인삼탕, 산조인탕, 자음지보탕, 자음강화탕, 신이청폐탕, 소풍산 총 6가지가 있다. 강력히 한랭시키기 보다도 기분을 상쾌하게 한다는 의미에서 청량(淸凉)이라는 단어로 이미지화 해봤다.

원전
'만병회춘(萬病回春, 1587)' 공정현(龔廷賢, 1522~1619)

물오약실방함구결(勿誤藥室方函口訣) 발췌, 비역(飛譯)
기재없음

3초룰을 대입하면	
약재구성 **(10가지)**	창출 3, 지황 2.5, 작약 2.5, 진피 2.5, 천문동 2.5, 당귀 2.5, 맥문동 2.5, 황백 1.5, 감초 1.5, 지모 1.5
15분류 차트	없음
처방 방향성	호흡기용 (맥문동), 소화기용 (진피) 청량작용 (지모)
허실	허증용 (간이판 −1.0) 정밀판 −1.0
한열	❷중간 (당귀, 지황)
기혈수	❶기 (맥문동), 혈 (지황, 당귀) 수 (창출)
기역, 기울, 기허, **혈허, 어혈, 수독**	없음
복진	없음
육병위	소양병 (❺맥문동) ┌▶ 백태설(白苔舌) └▶ 중간맥(中間脈)

한방 전문의 레벨 / 달인 레벨

호흡기질환 치료제, 그리고 지황제

보험적용병명, 병태
목에 윤기가 없이 가래가 나오지 않으며 콜록거리는 경우

이런 증상에도
가래가 많은 기침, 요도염, 도한, 상열, 흔들거림

룰을 통해 유추해 볼 수 있는 전형적인 환자상
처방 방향성 측면에서 맥문동이 존재하므로 호흡기용, 진피가 존재하므로
소화기용에 해당하며, 지모가 있어 청량작용이 있음을 알 수 있다. 허실점
수는 당귀가 존재하므로 간이판, 정밀판 모두 −1점이며, 허약자용 처방이
다. 한열룰 상 두번째 스텝에서 당귀와 지황이 있으므로 특별히 어느 한쪽
에도 치우치지 않는 이미지가 있다. 당귀가 있으나, 지황도 있으므로 구어
혈작용은 그다지 표출되지 않는다. 맥문동이 있으므로 소양병용 한방약에
해당한다. 따라서 설진 상 백태, 맥진 상 얕지도 깊지도 않게 촉지되는 상태
(중간맥)가 전형적일 수 있다.

원포인트 어드바이스
자음강화탕은 소양병용이며, 자음지보탕은 태음병용이다. 자음지보탕은
시호제로써 소양병기에 해당된다고도 볼 수 있지만, 대부분의 책에서는 태
음병기로 분류되어 있다. 한방약은 약재효과의 합산, 곧 처방단위로써 효
과를 내기 때문에 포함된 한 가지 약재에만 주목하여 생각해서는 제대로
된 판단을 하기에 한계가 있다. 허실점수는 모두 −1점이지만, 태음병용 처
방이 보다 가녀린 사람용으로 볼 수 있다. 태음병은 투병력이 저하된 상태
로 봐야하기 때문이다. 육병위 분류는 매우 대략적인 분류이나, 사용하는
방법에 따라 꽤 도움이 되기도 한다. 상황에 따라 맞춰 가는 것이 좋겠다.
육병위에 너무 구애될 필요는 없다.

원전
'수세보원(壽世保元)' 공정현(龔廷賢, 1522~1619)

물오약실방함구결(勿誤藥室方函口訣) 발췌, 비역(飛譯)
자음강화탕은 허화상염(虛火上炎)하며 인후에 상처가 생긴 경우를 치료한다.

오호탕

3초룰을 대입하면	
약재구성 (5가지)	석고 10, 행인 4, 마황 4, 상백피 3, 감초 2
15분류 차트	마황제❶ (급성기용, 진통)
처방 방향성	없음
허실	실증용 (간이판 1.0) 정밀판 3.0
한열	❶한랭 (석고)
기혈수	❶수 (행인, 석고)
기역, 기울, 기허, 혈허, 어혈, 수독	없음
복진	없음
육병위	소양병 (❺석고) ┌→ 백태설(白苔舌) (드물게 황태[黃苔]) └→ 중간맥(中間脈)

한방 전문의 레벨

달인 레벨

마행감석탕+상백피로 소아용

보험적용병명, 병태
기침, 기관지천식

이런 증상에도
호흡곤란, 천식 유사 기관지염

룰을 통해 유추해 볼 수 있는 전형적인 환자상
오호탕은 마행감석탕에 상백피를 추가한 것. 분류차트 상 마황이 있기 때문에 마황제의 범주에 들어간다. 처방 방향성 측면에서 해당하는 약재는 없다. 허실점수는 간이판에서 마황이 있으므로 1점, 정밀판의 경우 마황은 2점으로 계산하고, 석고가 있어서 1점이 추가되어 총 3점이 된다. 꽤나 튼튼한 타입(실증)용 한방약임을 알 수 있다. 한열은 석고가 있으므로 첫번째 스텝 상 자동적으로 한랭시키는 한방약으로 분류된다. 복부는 긴장감이 분명한 피부와 피하조직을 보이며, 그외에 특별한 소견은 없다. 육병위룰 상 석고가 있으므로 소양병용임을 알 수 있다. 따라서 설진 상 백태, 맥진 상 얕지도 깊지도 않게 촉지되는 상태(중간맥)가 전형적이다.

원포인트 어드바이스
마행감석탕에 상백피를 가한 것이 오호탕이다. 아무래도 상백피에 특별한 효과가 있는 것 같다. 상백피를 함유한 한방약으로는 오호탕과 청폐탕이 있다. 특별한 매력이 있는 약재인데 단지 2처방에만 사용된 것은 아무래도 쉽게 이해가 되진 않는다. 어떤 의미가 상백피에 있는 것 같다. 항상 이렇게 별 것 아닌 것에 묘하게 신경쓰이는 성격이다.

원전
'만병회춘(萬病回春, 1587)' 공정현(龔廷賢, 1522~1619)

물오약실방함구결(勿誤藥室方函口訣) 발췌, 비역(飛譯)
오호탕은 마행감석탕에서 유래한 처방으로 호흡곤란(천급[喘急])을 치료한다. 소아에게 가장 효과가 좋다. 하지만 디프테리아(마비풍[馬脾風])는 이 처방으로는 낫지 않는다. 별도의 처방을 고려해야만 한다.

3초룰을 대입하면	
약재구성 (10가지)	시호 7, 반하 5, 복령 5, 황금 3, 후박 3, 대조 3, 인삼 3, 감초 2, 소엽 2, 생강 1
15분류 차트	시호제❷ (만성기용, 항염증) 기제⑭ (기를 순환시킴) 이수제❾ (수분 밸런스를 개선)
처방 방향성	없음

한방 전문의 레벨	허실	중간용　(간이판　0.0) 　　　　　정밀판　0.0
	한열	❷중간 (인삼, 황금)
	기혈수	❶기 (인삼, 소엽, 후박, 시호) 　수 (반하)
	기역, 기울, 기허, 혈허, 어혈, 수독	기울 (후박, 소엽) 수독 (복령, 반하)
달인 레벨	복진	흉협고만(胸脇苦滿) (시호)
	육병위	소양병 (❺시호) ┬→ 백태설(白苔舌) 　　　　　└→ 중간맥(中間脈)

반하후박탕+소시호탕이며, 오래된 인후부 불편감에 사용

보험적용병명, 병태

기분이 불쾌하며, 인후, 식도부에 이물감이 있고, 때때로 두근거림, 어지럼, 구역 등을 동반한 다음 증상 : 소아천식, 기관지천식, 기관지염, 기침, 불안신경증

이런 증상에도

설통증, 우울증 유사 증상, 공황발작, 불안장애

룰을 통해 유추해 볼 수 있는 전형적인 환자상

시박탕은 소시호탕과 반하후박탕을 합방한 것. 분류차트 상 시호가 있기 때문에 시호제의 범주에 들어가고, 소엽과 후박이 있어 기제의 범주에도 들어가며, 복령과 반하가 있이 이수제로도 분류할 수 있다. 처방 방향성 측면에서는 해당되는 약재가 없다. 허실점수는 인삼과 황금이 들어 있기 때문에 플러스 마이너스 제로가 된다. 비슷하게 한열룰도 두번째 스텝에서 인삼과 한랭시키는 황금이 들어 있으므로 중간에 해당한다. 복부소견의 경우, 시호가 있으므로 늑골궁하 압통(흉협고만)이 나타날 수 있다. 육병위룰 상 시호에 주목하면 소양병기에 해당하고, 설진 상 백태, 맥진 상 얕지도 깊지도 않게 촉지되는 상태(중간맥)를 보이게 된다.

원포인트 어드바이스

두 가지 한방약을 한 번에 투여하는 것을 합방이라고 부른다. 시박탕은 소시호탕합반하후박탕과 동일한 의미이다. 육병위 상 같은 병기에 해당하는 것이 서로 잘 어울리는 경우가 많다. 실제로 소시호탕과 반하후박탕 모두 소양병기용이다. 또한 별도로 달인 한방약을 함께 복용하는 것과 애초에 함께 달인 것을 복용하는 것은 실제 완전히 다른 약일 가능성이 있다.

원전

원전 불명확. 일본에서 창작된 처방

물오약실방함구결(勿誤藥室方凾口訣) 발췌, 비역(飛譯)

기재없음

3초룰을 대입하면	
약재구성 (15가지)	황기 3, **지황 3**, **작약 3**, **창출 3**, 당귀 3, 두충 3, 방풍 3, 천궁 2, **감초 1.5**, **강활 1.5**, **우슬 1.5**, 대조 1.5, **인삼 1.5**, 건강 1, 부자 1
15분류 차트	삼기제❺ (체력, 기력을 돋움) 사물탕류❻ (빈혈 유사 증상을 보함) 부자제❽ (냉증 상태에)
처방 방향성	없음

한방 전문의 레벨	허실	허증용 (간이판 −3.0) (정밀판 −5.0)
	한열	❶온열 (건강, 부자)
	기혈수	❷기 (인삼), 혈 (지황, 천궁, 당귀) 수 (창출, 황기, 건강)
	기역, 기울, 기허, 혈허, 어혈, 수독	기허 (인삼+황기) 혈허 (당귀+작약+천궁+지황)

달인 레벨	복진	없음
	육병위	태음병 (❿인삼) ┬ → 설 박백태(薄白苔)∼특이소견 없음 └ → 침약맥(沈弱脈)

건강, 부자 함유 삼기제, 중장년층의 류마티스에도

보험적용병명, 병태

관절종통, 마비, 강직되며 굴신이 어려운 다음 증상 : 하지 관절 류마티스,
만성관절염, 통풍

이런 증상에도

반신불수

룰을 통해 유추해 볼 수 있는 전형적인 환자상

분류차트 상 인삼과 황기가 포함되어 있어 삼기제의 범주에 들어가며, 당
귀, 작약, 천궁, 지황이 있기 때문에 사물탕류로도 분류할 수 있다. 처방 방
향성 측면에서 해당사항은 없고, 허실점수는 간이판에서도 부자, 당귀, 인
삼이 해당되므로 −3점이다. 정밀판　허실점수는 상기 3가지에 건강과 황
기가 추가되어 −5점이 된다. 매우 허약한 사람을 위한 한방약임을 알 수 있
다. 한열룰 상 건강과 부자가 모두 함유되어 있으므로 강력히 온열시키는
한방약에 해당한다. 복부소견은, 허실점수가 마이너스인 것에 알 수 있듯
허약한 복벽을 연상해 볼 수 있으며, 이외에 특징적인 복벽소견은 없다. 육
병위룰 상 지황이 있으므로 태음병용으로 분류할 수 있다.

원포인트 어드바이스

건강과 부자를 함유한 한방약은 대방풍탕뿐이다. 삼기제이면서 사물탕과
건강, 부자를 함유하고 있다는 사실이 대방풍탕의 특징을 단적으로 보여
준다.

원전

'시제백일선방(是齋百一選方, 1197)' (쯔무라는 화제국방[和劑局方])

물오약실방함구결(勿誤藥室方函口訣) 발췌, 비역(飛譯)

대방풍탕은 '백일선방(百一選方)'에서 학슬풍(鶴膝風)의 제1선택약으로 제
안되어 있다. '국방(局方)'에는 마비되어 위축되었을 때의 제1선택약(투제
[套劑])로 되어 있다. 피부가 야위고 거칠며, 류마티스 질환 등이 있을 때
사용되는데, 기혈쇠약(氣血衰弱)이 없으면 효과가 없다. 만약 실증인 사람
에게 사용하면 오히려 해가 된다.

3초룰을 대입하면	
약재구성 (7가지)	작약 6, 황기 4, 계피 4, 대조 4, 감초 2, 생강 1, 교이
15분류 차트	건중탕류⓭ (허약자 처방) 계지탕류⓭ (한방의 기본처방)
처방 방향성	없음
허실	허증용　(간이판　−1.0) 　　　　　정밀판　−2.5
한열	❷온열 (계피)
기혈수	❶기 (계피), 수 (황기)
기역, 기울, 기허, 혈허, 어혈, 수독	기역 (계피)
복진	복직근구련(腹直筋拘攣) (작약 4g 이상+감초)
육병위	태음병 (❾작약 5g 이상) ┬→ 설 박백태(薄白苔)~특이소견 없음 　　　　　　　　　　 └→ 침약맥(沈弱脈)

한방 전문의 레벨

달인 레벨

보험적용병명, 병태

신체허약하며 쉽게 피로해 하는 사람의 다음 증상 : 허약체질, 병후쇠약, 도한(盜汗)

이런 증상에도

아토피피부염, 욕창, 피로

룰을 통해 유추해 볼 수 있는 전형적인 환자상

분류차트 상 계지탕의 구성약재를 함유하고 있으며, 여기에 교이가 있기 때문에 건중탕류로 분류할 수 있다. 처방 방향성 측면에서 해당사항이 없으며, 허실점수는 간이판에서 교이가 있으므로 −1점이 된다. 정밀판 허실점수는 계피, 교이, 황기가 있기 때문에 −2.5점이다. 계피는 정신적으로 쉽게 상처를 입는 상태(기역[氣逆])에도 유효하다. 감초와 작약을 함유하며, 작약이 4g 이상이므로 복직근구련(과도한 긴장)이 처방선택의 힌트가 된다. 육병위률 상 계지탕의 구성약재를 함유하였으나 태양병은 없고, 교이가 있어 태음병으로 분류할 수 있다. 따라서 설진 상 박백태, 맥진 상 깊게 눌렀을 때 촉지되며 가는 맥이 전형적으로 나타날 수 있다.

원포인트 어드바이스

소건중탕에 황기를 추가한 것이 황기건중탕이다. 상한론 시대의 처방이다.

원전   '금궤요략(金匱要略, 3세기)' 장중경 (張仲景, 150 ?∼219)

물오약실방함구결(勿誤藥室方函口訣) 발췌, 비역(飛譯)

황기건중탕은 소건중탕증이면서 위장기능이 감소하고(중기부족[中氣不足]), 복직근구련(복리구급[腹裏拘急])한 것을 목표로 사용한다. 허한 것을 보하기 위해 황기를 추가해 두었다. 장중경의 황기는 대개 표탁(表托), 지한(止汗), 부종을 제거하는 것을 목표로 사용되었다. 이 처방도 신체외표면(외체[外體])의 부족을 목표로 사용한다. 이 처방은 체력기력이 쇠약해져 있는 상태(허로[虛勞])의 증상을 보이며, 복부의 피부가 등에 붙어 있는 것 같고, 열이 나지 않는데 기침하는 경우에 사용한다고 하는데, 미열이 있더라도 땀이 나더라도, 땀이 나지 않더라도 사용가능하다.

221

3초룰을 대입하면	
약재구성 (6가지)	작약 6, 계피 4, 대조 4, 감초 2, 생강 1, 교이
15분류 차트	건중탕류⓭ (허약자 처방) 계지탕류⓭ (한방의 기본처방)
처방 방향성	없음

한방 전문의 레벨	**허실**	허증용　(간이판　−1.0) 　　　　　정밀판　−1.5
	한열	❷온열 (계피)
	기혈수	❶기 (계피)
	기역, 기울, 기허, 혈허, 어혈, 수독	기역 (계피)

달인 레벨	**복진**	복직근구련(腹直筋拘攣) (작약 4g 이상+감초)
	육병위	태음병 (❾작약 5g 이상)　→ 설 박백태(薄白苔)~특이소견 없음 　　　　　　　　　　→ 침약맥(沈弱脈)

계지가작약탕 + 교이로 기력 증강제

보험적용병명, 병태
허약체질이며 쉽게 피로하고, 혈색이 좋지 않으며, 복통, 두근거림, 수족번열감, 냉증, 빈뇨 및 다뇨 등을 동반한 다음 증상 : 소아허약체질, 피로권태, 신경질, 만성위장염, 소아야뇨증, 야제증

이런 증상에도
과민대장증후군, 등교거부, 은둔형 외톨이, 자폐증 유사증상

룰을 통해 유추해 볼 수 있는 전형적인 환자상
분류차트 상 계지탕의 구성약재를 함유하고 있으며, 여기에 교이가 있기 때문에 건중탕류로 분류할 수 있다. 처방 방향성 측면에서 해당사항이 없으며, 허실점수는 간이판에서 교이가 있으므로 −1점이 된다. 정밀판 점수는 계피, 교이가 있기 때문에 −1.5점이다. 계피는 정신적으로 쉽게 상처를 입는 상태(기역[氣逆])에도 유효하다. 감초와 작약을 함유하며, 작약이 4g 이상이므로 복직근구련(과도한 긴장)이 처방선택의 힌트가 된다. 육병위룰 상 계지탕의 구성약재를 함유하였으나 태양병은 아니고, 교이가 있어 태음병으로 분류할 수 있다. 따라서 설진 상 박백태, 맥진 상 깊게 눌렀을 때 촉지되며 가는 맥이 전형적으로 나타날 수 있다.

원포인트 어드바이스
상한론 시대에는 삼기제가 없었다. 대신 건중탕류를 주로 사용했던 것 같다.

원전
'상한론(傷寒論, 3세기) 금궤요략(金匱要略, 3세기)' 장중경 (張仲景, 150 ?~219)

물오약실방함구결(勿誤藥室方函口訣) 발췌, 비역(飛譯)
소건중탕은 소화기능이 약하며 뱃속(복중)이 당기듯 팽팽해지며 아픈 증상을 치료한다. 고방서에서는 처방명 중 중(中)이란 소화기능(비위[脾胃])에 해당한다고 되어 있다. 건중(建中)이란 소화기능을 바로 잡는다는 의미이다. 배 전체가 뭔가 불편하고 무력하며 여기저기 뭉친 것이 있는 증상에 유효하다. 곧 후세방의 십전대보탕이나 인삼양영탕의 시조로써 보허조혈(補虛調血)하는 효과를 지닌다. 증상에 따라 널리 사용할 수 있다.

3초룰을 대입하면	
약재구성 (4가지)	건강 5, 인삼 3, 산초 2, 교이
15분류 차트	건중탕류⓭ (허약자 처방)
처방 방향성	복부팽만감 (산초)
허실	허증용 (간이판 −2.0) (정밀판 −3.0)
한열	❶온열 (건강)
기혈수	❶기 (인삼), 수 (건강)
기역, 기울, 기허, 혈허, 어혈, 수독	없음
복진	없음
육병위	태음병 (⓾인삼) ⟶ 설 박백태(薄白苔)∼특이소견 없음 ⟶ 침약맥(沈弱脈)

좌측에 "한방 전문의 레벨" (허실∼기역,기울,기허,혈허,어혈,수독), "달인 레벨" (복진∼육병위) 표기

장을 따뜻하게 만들어 움직이게 하는 처방

보험적용병명, 병태

배가 차갑고 아픈 경우, 복부팽만감이 있는 경우

이런 증상에도

장폐색, 장관마비, 냉증, 염증성장질환, 정장(整腸), 변비

룰을 통해 유추해 볼 수 있는 전형적인 환자상

대건중탕은 건강, 인삼, 산초, 교이로 구성된 한방약이다. 분류차트 상 교이가 있기 때문에 건중탕류로 분류할 수 있다. 처방 방향성에서는 산초가 있기 때문에 복부팽만감에 유효하다고 판단할 수 있다. 허실점수는 간이판의 경우 인삼과 교이가 있어 −2점, 정밀판에는 여기에 건강이 추가되어 −3점이 된다. 따라서 허약자용 한방약이다. 복부소견은 허실점수가 마이너스이므로 상당한 허약상태이면서, 처방 방향성 측면에서 볼 때 복부팽만감이 추가된 상태로 나타나는데, 이는 처방 선택의 큰 힌트가 된다. 교이가 있기 때문에 태음병 상태로 볼 수 있고, 설진 상 박백태, 맥진 상 깊은 부위에서 촉지되며 가는 맥을 보이는 것이 전형적인 소견이 되겠다.

원포인트 어드바이스

대건중탕 이외의 건중탕류는 계지탕을 구성하는 약재를 함유하고 있지만, 대건중탕에는 계지탕이 함유되어 있지 않다. 탕전 시 교이는 보통 제일 나중에 추가하므로 하루 분량을 정확한 g수로 기록해두지는 않는다. 쯔무라에서는 교이 대신 물엿을 사용한다.

원전

'금궤요략(金匱要略, 3세기)' 장중경 (張仲景, 150 ?~219)

물오약실방함구결(勿誤藥室方函口訣) 발췌, 비역(飛譯)

소건중탕과는 유효한 질환이 다르지만, 교이가 함유되어 있기 때문에 건중탕의 의미가 명료하다. 한기(寒氣)로 인한 복통을 치료한다. 배꼽보다 윗부분(대복[大腹])의 복통을 보이며 구토하고, 뱃속에 덩어리가 생겨 뭉쳐진 상태를 목표로 사용한다. 통증이 심하고, 아래에서부터 위로 쑥쑥 받쳐 오르는 듯한 뱃속 움직임이 있을 때 효과적이다.

3초룰을 대입하면	
약재구성 (5가지)	갈근 5, 작약 3, 승마 2, 감초 1.5, 생강 0.5
15분류 차트	없음
처방 방향성	진통 (갈근)

한방 전문의 레벨	허실	중간용　(간이판　0.0) 　　　　　정밀판　0.0
	한열	중간 (해당없음)
	기혈수	❷기 (감초), 혈 (작약)
	기역, 기울, 기허, 혈허, 어혈, 수독	없음
달인 레벨	복진	없음
	육병위	태양병 (❼갈근) ┬→ 설진 소견 없음 　　　　　└→ 부약맥(浮弱脈)

발진을 일으키는 발열성질환에 사용, 그런데 마황 없음

보험적용병명, 병태
감기초기, 피부염

이런 증상에도
두드러기, 습진, 피부가려움, 구내염, 마진(麻疹), 풍진, 발진

룰을 통해 유추해 볼 수 있는 전형적인 환자상
승마갈근탕은 갈근탕와 달리 마황을 함유하고 있지 않다. 승마와 갈근을 함유한 한방약이라는 의미에서 승마갈근탕이라 이름 붙여졌다. 분류차트 상 해당사항이 없다. 처방 방향성 측면에서는 갈근이 있어 진통작용이 있음을 알 수 있다. 또한 허실점수와 한열룰에서도 해당사항은 없다. 육병위의 경우 갈근이 있기 때문에 태양병용에 해당한다.

원포인트 어드바이스
승마갈근탕은 갈근탕+승마가 아니라는 것을 알고 있어야 한다. 승마와 갈근을 함유한 한방약이다. 발진을 동반한 전염성질환에 사용하는 약으로 태양병용에 해당한다. 여기에 정합성을 맞추기 위하여 갈근이 있으면 태양병이라는 룰을 만들었다. 육병위룰 상 태양병이 되기 위해서는 소음병, 양명병, 소양병용이 아니면서, 마황, 향부자, 갈근이 구성약재로 존재해야 한다. 소음병용 처방으로는 진무탕과 마황부자세신탕이 있다. 양명병용으로는 승기탕류, 인진호탕, 백호가인삼탕이 있다. 소양병용은 각종 구어혈제 그리고 길경, 후박, 맥문동, 진피 중 하나라도 함유하고 있는 처방이다. 갈근을 함유한 한방약으로는 갈근탕, 갈근탕가천궁신이, 삼소음, 승마갈근탕이 있는데, 이 중 삼소음만 소양병용에 해당하며, 그 외에는 모두 태양병용이다. 원래 육병위란 것이 급성발열성질환의 시간경과를 분류한 것이므로, 그것을 만성질환에 적용하는 것은 다소 무리가 있다고 생각한다.

원전
'만병회춘(萬病回春, 1587)' 공정현 (龔廷賢, 1522~1619)

물오약실방함구결(勿誤藥室方函口訣) 발췌, 비역(飛譯)
기재없음

3초룰을 대입하면	
약재구성 (10가지)	당귀 5, 반하 5, 계피 3, 후박 3, 작약 3, 인삼 3, 황기 1.5, 건강 1.5, 산초 1.5, 감초 1
15분류 차트	삼기제❺ (체력, 기력을 돋움) 온성구어혈제⓫ (혈의 저류를 개선) 기제⓮ (기를 순환시킴)
처방 방향성	복부팽만감 (산초)

한방 전문의 레벨	허실	허증용 (간이판 −2.0) 정밀판 −4.5
	한열	❶온열 (건강)
	기혈수	❶기 (인삼, 계피, 후박) 혈 (당귀), 수 (반하, 황기, 건강)
	기역, 기울, 기허, 혈허, 어혈, 수독	기역 (계피), 기울 (후박) 기허 (인삼, 황기)
달인 레벨	복진	소복경만(小腹硬滿) (당귀 O, 지황 X)
	육병위	태음병 ❺후박를 기본으로 ┐ ┌→ 혀는 박백(薄白)~특이소견 없음 ⓾당귀 ┘ └→ 침약맥(沈弱脈)

삼기제+산초로 구성된 대건중탕의 친척

보험적용병명, 병태
등에 한랭감을 느끼며, 복부팽만감이나 복통이 있는 경우

이런 증상에도
수술 후 복부장애, 원인불명의 흉통, 다양한 통증

룰을 통해 유추해 볼 수 있는 전형적인 환자상
분류차트 상 인삼과 황기를 함유하고 있어 삼기제의 범주에 들어간다. 당귀가 있고 지황이 없으므로 온성구어혈제이기도 하다. 후박이 있으므로 기제에도 해당한다. 처방 방향성 측면에서는 산초가 있어 복부팽만감에 유효하다. 허실점수는 간이판의 경우 인삼과 황기를 함유하여 −2점이다. 정밀판은 여기에 계피, 황기, 건강이 추가되어 −4.5점이 된다. 계피는 쉽게 상처를 입는 상태(기역[氣逆])에 유효하며, 후박은 우울한 기분(기울[氣鬱])에 유효, 그리고 삼기제가 기력이 없는 상태(기허[氣虛])에 유효하므로 기에 관련된 다수의 호소에 유효할 수 있음을 알 수 있다. 한열은 첫번째 스텝에서 건강이 있어 자동적으로 온열하는 한방약이 된다. 또한 당귀가 있고 지황이 없으므로 하복부압통(소복경만[小腹硬滿])도 처방선택의 한 힌트가 된다. 육병위룰에서는 소양병에 해당하는 약재가 없고, 당귀가 있으므로 태음병용이다. 따라서 설진 상 박백태, 맥진상 깊게 촉지되며 가는 맥이 전형적으로 나타난다.

원포인트 어드바이스
산초를 함유한 한방약은 대건중탕과 당귀탕이다. 따라서 당귀탕의 이미지는 대건중탕의 삼기제 버전으로 생각하면 좋다. 당귀탕은 흉통에도 유효하며, 산초에는 진통작용도 있다.

원전
'천금방(千金方, 652)' 손사막 (孫思邈, 581?~682)

물오약실방함구결(勿誤藥室方函口訣) 발췌, 비역(飛譯)
당귀탕은 심복랭기교통(心腹冷氣絞痛), 견배부로 향하는 통증을 치료한다.

3초룰을 대입하면	
약재구성 (5가지)	산조인 10, 복령 5, 천궁 3, 지모 3, 감초 1
15분류 차트	없음
처방 방향성	쾌면작용 (산조인) 청량작용 (지모)
허실	중간용 (간이판 0.0) 정밀판 0.0
한열	중간 (해당없음)
기혈수	❶기 (산조인), 혈 (천궁)
기역, 기울, 기허, 혈허, 어혈, 수독	없음
복진	없음
육병위	태음병 (❿산조인) ┌→ 혀는 박백(薄白)~특이소견 없음 └→ 침약맥(沈弱脈)

좌측 세로: 한방 전문의 레벨 / 달인 레벨

피곤해서 잠에 들지 못할 때, 과도한 수면에도 유효

보험적용병명, 병태

심신이 피곤하고 약해져 잠을 자지 못하는 경우

이런 증상에도

과면, 불면, 중도각성, 피로

룰을 통해 유추해 볼 수 있는 전형적인 환자상

산조인탕에서 사용되는 산조인, 지모는 비교적 사용빈도가 적은 약재이다. 분류차트 상 해당사항은 없다. 처방 방향성 측면에서는 산조인이 있어 쾌면작용, 지모가 있어 청량작용이 있다. 허실점수, 한열룰에도 해당되는 약재는 없다. 복진소견도 특별한 것이 없다.

육병위룰에서 소음병용 처방은 진무탕과 마황부자세신탕뿐이다. 백호가인삼탕과 인진호탕, 대황+망초를 함유하면 양명병용 처방이다. 여기에 해당되지 않으면서 도인, 목단피, 홍화, 대황, 천골 중 2가지 이상을 함유한 실증용 구어혈제에 해당하면 소양병용 처방이 된다. 또한, 시호, 황련, 황금, 석고, 저령, 조구등, 황백, 의이인, 모려, 길경, 후박, 맥문동, 진피 중 하나라도 함유했을 시 소양병용 처방에 해당한다.

원포인트 어드바이스

산조인을 함유한 한방약은 산조인탕 외에 가미귀비탕과 귀비탕이 있다.
지모를 함유한 한방약은 산조인탕 외에 자음지보탕, 자음강화탕, 신이청폐탕, 소풍산, 백호가인삼탕이 있다.

원전

'금궤요략(金匱要略, 3세기)' 장중경 (張仲景, 150 ?~219)

물오약실방함구결(勿誤藥室方函口訣) 발췌, 비역(飛譯)

산조인탕은 기분을 편안하게 하여(심기[心氣]를 화윤[和潤]) 숙면하게 한다. 만약 마음이 심란하면서 잠을 자지 못한다면 이 처방이 제1선택약이된다.

231

3초룰을 대입하면	
약재구성 (9가지)	석고 5, 맥문동 5, 황금 3, 산치자 3, 지모 3, 백합 3, 신이 2, 비파엽 2, 승마 1
15분류 차트	없음
처방 방향성	호흡기용 (맥문동) 이비과용 (신이) 청량작용 (지모)
허실	실증용　(간이판　1.0) 　　　　　정밀판　2.0
한열	❶한랭 (석고)
기혈수	❶기 (맥문동, 산치자), 수 (석고)
기역, 기울, 기허, 혈허, 어혈, 수독	기역 (산치자)
복진	없음
육병위	소양병 (❺맥문동) ┬▶ 백태설(白苔舌) (드물게 황태[黃苔]) 　　　　　　└▶ 중간맥(中間脈)

좌측 세로: 한방 전문의 레벨 / 달인 레벨

신이가 있으면 부비동에 관련된 처방, 온열하는 약재는 없음

보험적용병명, 병태
코막힘, 만성비염, 축농증

이런 증상에도
후각장애, 호흡기질환

룰을 통해 유추해 볼 수 있는 전형적인 환자상
분류차트 상에 해당하는 약재가 없다. 처방 방향성 측면에서는 맥문동이 있으므로 호흡기용, 신이가 있으므로 이비인후과용, 지모가 있으므로 청량작용이 있음을 추측할 수 있다. 허실점수는 간이판에서 황금이 있기 때문에 1점, 정밀판에서는 황금에 석고가 함께 있어 2점이 된다. 한열룰 상 석고가 있어 강력히 한랭시키는 한방약임을 알 수 있다. 산치자는 쉽게 상처를 입는 상태(기역[氣逆])에도 유효하다. 육병위룰 상 황금과 맥문동이 있기 때문에 소양병용 한방약이다. 따라서 설진에서 두꺼운 백태, 맥진 상 얕지도 깊지도 않게 맥이 잡히는 상태(중간)로 나타나게 된다.

원포인트 어드바이스
신이청폐탕은 신이가 있으므로 이비인후과용 처방이다. 신이를 함유한 한방약은 신이청폐탕 외에 갈근탕가천궁신이뿐이다. 석고를 필두로 모두 한랭시키는 경향을 지닌 약재로 구성되며, 온열하는 약재는 단 하나도 없다. 하지만 신이청폐탕을 복용했다고 해서 몸이 식어 힘들어 하는 사람은 거의 없다. 한열룰도 어디까지 실전을 명확히 반영할 수 있을지 사실 불명확하다. 과거 전해져 내려오던 구결에 최대한 정합성을 맞추기 위해 만들어 둔 것에 지나지 않기 때문이다.

원전 '외과정종(外科正宗, 1617)' 진실공 (陳實功, 1555~1636)

물오약실방함구결(勿誤藥室方函口訣) 발췌, 비역(飛譯)
신이청폐탕은 부비동염 등(뇌루비연[腦漏鼻淵], 비중식육[鼻中瘜肉] 또는 비불문향취[鼻不聞香臭] 등)의 증상에 유효하다. 부비동염에는 대개 갈근탕가천궁대황 또는 두풍신방(頭風神方)에 화독환(化毒丸)을 겸용하면 유효하지만, 열독(熱毒)이 있고 통증이 심할 때는 이 처방이 아니면 치료가 어렵다.

3초룰을 대입하면	
약재구성 (10가지)	지실 3, 대황 3, 당귀 3, 감초 2, 홍화 2, 후박 2, 소목 2, 진피 2, 목통 2, 망초 1.8
15분류 차트	구어혈제❿, 온성구어혈제⓫ (혈의 저류를 개선), 승기탕류⓬ (하제, 진정, 혈의 저류), 기제⓮ (기를 순환시킴)
처방 방향성	소화기용 (진피)
허실	실증용　(간이판　−1.0) 　　　　　(정밀판　 1.0)
한열	❷중간 (당귀, 대황)
기혈수	❶기 (후박), 혈 (당귀, 홍화, 대황)
기역, 기울, 기허, 혈허, 어혈, 수독	기울 (후박) 어혈 (당귀, 홍화, 대황)
복진	소복경만(小腹硬滿) (당귀+홍화)
육병위	소양병 ❸대황+망초를 기본으로　⟶ 백태설(白苔舌) (황태[黃苔]) ❹대황+홍화　　　　　　　⟶ 중간맥(中間脈)

한방 전문의 레벨

달인 레벨

구어혈제이면서 승기탕, 후박도 함유하고 있다.

보험적용병명, 병태

비교적 체력이 좋고 하복부에 압통이 있으며 변비경향인 사람의 다음 증상
: 월경불순, 월경통, 갱년기장애, 요통, 변비, 타박, 고혈압 동반증상(두통,
어지럼, 어깨결림)

이런 증상에도

월경전 증후군, 히스테리, 신경증

룰을 통해 유추해 볼 수 있는 전형적인 환자상

분류차트 상 대황과 망초가 있으므로 승기탕류에 해당한다. 또한 홍화, 대
황, 당귀가 있으므로 구어혈작용이 꽤 강한 구어혈제이다. 또한 당귀 하나
에 주목해보자면, 지황이 없으므로 온성구어혈제의 범주에도 들어간다. 또
한 후박이 있으므로 기제이기도 하다. 처방 방향성 측면에서 진피가 있어
소화기용으로도 유효하다. 허실점수는 간이판에서 당귀가 있어 −1점이 되
며, 정밀판에서는 대황과 망초가 1점으로 카운트되어 +1점이 된다. 한열룰
에서는 당귀와 대황이 모두 있어 플러스마이너스 제로가 된다. 복부는 당
귀가 있고 지황이 없기 때문에 하복부압통(소복경만[小腹硬滿])이 처방사
용 선택의 힌트가 된다. 실증용 구어혈제으로 병이 장기화된 상태(소양병)
에 적합하다.

원포인트 어드바이스

허실점수 간이판은 기본처방 15가지를 점수화하기 위해 우선 만들어 두었
던 것이다. 그것을 발전시켜 128처방 대부분에 적용될 수 있는 공식으로 만
든 것이 정밀판이다. 각각의 장점과 단점을 잘 알고 임상에 적용하면 처방
에 대한 이해가 더욱 깊어질 것이다.

원전

'만병회춘(萬病回春, 1587)' 공정현 (龔廷賢, 1522~1619)

물오약실방함구결(勿誤藥室方函口訣) 발췌, 비역(飛譯)

기재없음

3초룰을 대입하면	
약재구성 (12가지)	맥문동 4, 반하 4, 당귀 3, 감초 2, 계피 2, 작약 2, 천궁 2, 인삼 2, 목단피 2, 오수유 1, 생강 1, 아교 2
15분류 차트	구어혈제❿ 온성구어혈제⓫ (혈의 저류를 개선)
처방 방향성	지혈 (아교), 호흡기용 (맥문동) 온열하여 진통 (오수유)
허실	허증용　(간이판　−2.0) 　　　　　(정밀판　−2.5)
한열	❷온열 (인삼, 당귀, 계피)
기혈수	❶기 (인삼, 계피, 맥문동) 　혈 (천궁, 목단피, 당귀)
기역, 기울, 기허, 혈허, 어혈, 수독	기역 (계피, 맥문동+반하) 어혈 (당귀, 목단피)
복진	소복경만(小腹硬滿) (당귀+목단피, 당귀 O, 지황 X)
육병위	태음병 ❺맥문동을 기본으로 ┐→ 설 박백태(薄白苔)~특이소견없음 ❿당귀　　　　　　　　┘→ 침약맥(沈弱脈)

한방 전문의 레벨 / 달인 레벨

온열하는 구어혈제, 아교와 맥문동도 함유하고 있다

보험적용병명, 병태

수족번열, 입술이 까칠한 다음 증상 : 월경불순, 월경곤란, 대하, 갱년기장애, 불면, 신경증, 습진, 족요부 냉증, 동상

이런 증상에도

난임, 구순염, 피부가려움, 수장각피증, 타박, 초조

룰을 통해 유추해 볼 수 있는 전형적인 환자상

분류차트 상 당귀가 있고 지황이 없기 때문에 온성구어혈제에 해당한다. 처방 방향성 측면에서 아교가 있어서 지혈, 맥문동이 있어 호흡기용, 오수유가 있어 온열하며 진통하는 효과가 있는 것으로 추측할 수 있다. 허실점수는 간이판의 경우 당귀와 인삼이 있어 −2점, 정밀판에서는 계피가 추가되어 −2.5점이 된다. 한의룰 상 첫번째 스텝에서는 해당하는 약재가 없고, 두번째 스텝에서 당귀와 인삼이 있어 온열하는 한방약임을 알 수 있다. 계피는 쉽게 상처를 입는 상태(기역[氣逆])에 유효하다. 복부소견은 당귀와 목단피가 있으므로 하복부압통, 당귀가 있고 지황이 없으므로 하복부압통(소복경만[小腹硬滿])이 처방선택의 힌트가 된다. 맥문동이 있으나 소양병기에 해당하지 않고, 당귀가 있으므로 태음병용에 해당한다. 따라서 설진상 박백태, 맥진 상 깊게 그리고 얇게 잡히는 소견(침약맥)이 전형적인 소견으로 나타난다.

원전

'금궤요략(金匱要略, 3세기)' 장중경 (張仲景, 150 ?~219)

물오약실방함구결(勿誤藥室方函口訣) 발췌, 비역(飛譯)

온경탕은 자궁경부의 허한(虛寒, 포문허한[胞門虛寒])에 사용하는 것을 처방목적으로 한다. 대개 여성이 혈실허약(血室虛弱)하며 월경과 수분 밸런스가 무너져 요냉(腰冷), 요통, 두통, 하혈 등의 각종 허한증상이 나타날 때 사용한다. 연령에 구애 받을 필요는 없다. 하혈과 입술의 건조, 수장번열, 상열하한, 복부에 괴(塊)가 없는 상태가 적응증이다. 만약 괴가 있고 월경이 이어지지 않는 상황이라면 계지복령환의 적응증이 된다. 또한 그것보다 중증에 해당된다면 도핵승기탕을 사용한다.

3초룰을 대입하면	
약재구성 **(10가지)**	지황 5, 우슬 3, 산수유 3, 산약 3, 차전자 3, 택사 3, 복령 3, 목단피 3, 계피 1, 부자 1
15분류 차트	육미환류❼ (고령기 호소에) 부자제❽ (냉증 상태에) 이수제❾ (수분 밸런스를 개선)
처방 방향성	비뇨기용 (차전자)

한방전문의 레벨		
	허실	허증용 (간이판 −1.0) 정밀판 −1.5
	한열	❶온열 (부자)
	기혈수	❶기 (계피), 혈 (지황, 목단피) 수 (택사)
	기역, 기울, 기허, 혈허, 어혈, 수독	기역 (계피), 수독 (복령, 택사)

달인 레벨		
	복진	소복불인(小腹不仁) (육미환)
	육병위	태음병 (❿지황) ┌→ 설 박백태(薄白苔)~특이소견없음 　　　　└→ 침약맥(沈弱脈)

팔미지황환+우슬, 차전자. 팔미지황환과 거의 동일

보험적용병명, 병태

자주 피로하며 사지가 쉽게 냉하지며 소변량감소 또는 다뇨상태를 보이며 때때로 갈증이 있는 사람의 다음 증상 : 하지통, 요통, 저림, 노인의 침침한 눈, 가려움, 배뇨곤란, 빈뇨, 부종

이런 증상에도

암화학요법 시 말초신경장애, 당뇨병성 신경병증, 안구피로, 피부가려움

룰을 통해 유추해 볼 수 있는 전형적인 환자상

분류차트 상 지황, 산수유, 목단피가 있으므로 육미환류에 들어간다. 또한 복령과 택사가 있으므로 이수제의 범주에도 들어간다. 처방 방향성 측면에서 차전자가 있으므로 비뇨기과용에 해당한다. 허실점수 상 간이판은 부자가 있어 −1점이며, 정밀판에서는 부자에 계피가 추가되어 −1.5점이다. 한열룰 상 부자가 있으므로 첫번째 스텝에서 자동적으로 열약으로 분류된다. 계피는 상처를 쉽게 입는 상태(기역[氣逆])에도 유효하다. 육미환류의 경우, 복부소견으로 하복부 긴장저하(소복불인[小腹不仁])이 나타나는 것이 처방선택의 힌트가 된다. 육병위룰 상 타 병기에 해당하는 약재는 없고, 지황이 있기 때문에 태음병용으로 분류가 된다. 따라서 설태는 박백(薄白)하고, 맥은 깊게 촉지되며 가는 양상이 전형소견으로 나타나게 된다.

원포인트 어드바이스

팔미지황환에 우슬과 차전자를 추가한 것이 우차신기환이다. 두 처방에 큰 차이는 없다고 생각한다.

원전

'제생방(濟生方, 1253)' 엄용화 (嚴用和, 1200 ?~1267 ?)

물오약실방함구결(勿誤藥室方函口訣) 발췌, 비역(飛譯)

우차신기환은 팔미지황환의 적응증에 허리가 무겁고, 다리가 붓거나 약해진 증상(요중[腰重], 각종[脚腫], 또는 위약[痿弱])이 두드러지는 경우를 치료한다.

3초룰을 대입하면	
약재구성 (12가지)	**지황 4**, 당귀 4, 백출 4, **복령 4**, 인삼 3, 계피 2.5, 원지 2, **작약 2**, 진피 2, 황기 1.5, **감초 1**, 오미자 1
15분류 차트	삼기제**❺** (기력, 체력을 북돋움)
처방 방향성	소화기용 (진피), 기를 진정 (원지) 호흡기용 (오미자)
허실	허증용 (간이판 −2.0) 정밀판 −3.5
한열	❷온열 (계피, 인삼, 당귀, 지황)
기혈수	❶기 (인삼, 계피, 원지) 혈 (지황, 당귀) 수 (백출, 황기, 오미자)
기역, 기울, 기허, 혈허, 어혈, 수독	기역 (계피), 기허 (인삼, 황기제)
복진	없음
육병위	태음병 ❺진피를 기본으로 → 설 박백태(薄白苔)~특이소견없음 ❿인삼 → 침약맥(沈弱脈)

한방전문의 레벨

달인 레벨

삼기제의 호흡기 버전, 지황이 있어 드물게 메슥거릴 수 있음

보험적용병명, 병태
병후 체력저하, 피로권태, 식욕부진, 도한(盜汗), 수족냉증, 빈혈

이런 증상에도
화학요법, 방사선요법 시 체력증진, 신경증, 레이노, 불면증

룰을 통해 유추해 볼 수 있는 전형적인 환자상
분류차트 상 인삼과 황기를 함유하였으므로 삼기제임을 알 수 있다. 처방 방향성 측면에서 진피가 있으므로 소화기용, 원지가 있으므로 기를 진정, 오미자가 있어 호흡기용으로 판단할 수 있다. 허실점수는 간이판에서 당귀와 인삼이 있어 −2점이며, 정밀판은 계피와 황기가 있어 −3.5점이다. 어쨌든 허약한 사람용 한방약이라는 이미지이다. 한열룰 상 계피, 인삼, 당귀가 있으므로 온열하는 한방약에 해당한다. 복부는 허실점수를 반영하여 연약 무력하나, 특징적인 소견은 없다. 진피가 있으므로 소양병에 해당하나, 그것은 패스하고 지황, 인삼, 당귀, 황기 등이 있으므로 태음병용 한방약으로 판단한다. 따라서 설태는 박백(薄白)하며, 맥은 깊게 촉지되며 얇다.

원포인트 어드바이스
지황을 함유한 삼기제로는 인삼양영탕 외에 십전대보탕과 대방풍탕이 있다.

원전
'화제국방(和劑局方, 1107)' 진사문 (陳師文) 등

물오약실방함구결(勿誤藥室方函口訣) 발췌, 비역(飛譯)
인삼양영탕은 기혈양허(氣血兩虛) 치료가 주목적이나, 십전대보탕과 비교하면 원지, 귤피, 오미자를 함유하고 있어 소화관이나 폐의 힘을 유지하는 데 보다 우월하다. 급성 발열성질환에 오치를 한 경우(상한괴병[傷寒壞病])에는 주로 자감초탕을 사용한다. 이것은 숙고가 필요한데, 쉽게 피로하고 체력이 떨어진 상태(허로[虛勞])에서 열이 있고, 기침을 하며, 설사를 할 때는 이 처방을 사용해야 한다.

3초룰을 대입하면	
약재구성 **(9가지)**	석고 10, 시호 7, 반하 5, 황금 3, 길경 3, 대조 3, 인삼 3, 감초 2, 생강 1
15분류 차트	시호제❷ (아급성기, 만성기용, 항염증, 진정작용)
처방 방향성	배농작용 (길경)
허실	실증용 (간이판 0.0) 정밀판 1.0
한열	❶한랭 (석고)
기혈수	❶기 (인삼, 시호) 수 (반하, 석고)
기역, 기울, 기허, **혈허, 어혈, 수독**	없음
복진	흉협고만(胸脇苦滿) (시호)
육병위	소양병 (❺시호) ┌─▶ 백태설(白苔舌) (드물게 황태[黃苔]) └─▶ 중간맥(中間脈)

한방 전문의 레벨

달인 레벨

인후부 증상에, 그리고 이름 그대로 석고제

보험적용병명, 병태
인후가 붓고 통증이 있는 다음 증상 : 편도염, 편도주위염

이런 증상에도
이하선염, 중이염, 꽃가루알레르기, 장기화된 감기, 폐렴

룰을 통해 유추해 볼 수 있는 전형적인 환자상
분류차트 상 시호제에 해당한다. 처방 방향성 측면에서 길경이 있으므로 배농작용이 있다. 허실점수는 간이판에서 황금과 인삼이 있어 플러스마이너스 제로이며, 정밀판에서는 석고가 있어 +1점이 된다. 한열룰 상 첫번째 스텝에서 석고가 있기 때문에 자동적으로 한랭하는 한방약으로 분류된다. 복부소견 상 시호제이므로 늑골궁하 압통(흉협고만[胸脇苦滿])이 처방선택의 힌트가 된다. 시호가 있으면 소양병용. 따라서 설진 상 두꺼운 백태, 맥진 상 얕지도 깊지도 않게 촉지되는 상태(중간맥)가 전형적으로 나타날 수 있다.
시호, 황금, 길경 중 하나라도 있으면 소양병용 처방에 해당한다. 따라서 소시호탕가길경석고는 명확한 소양병기용 처방이라 할 수 있겠다.

원포인트 어드바이스
글자 그대로 소시호탕에 길경과 석고를 추가한 처방이다. 소시호탕은 만성 염증에 대한 만능약이다. 배농작용이 있는 길경과 한랭시키는 약재의 대표 격인 석고가 추가된 것이다. 왠지 이비인후과용 처방일 것 같다. 사실 이비 인후과 관련 호소 외에 거의 사용하지 않는다. 하지만, 염증성 질환이라면 어떤 영역에든지 사용할 수 있다고는 생각되며, 매우 신기한 효과를 보인 다. 실제로 감기가 장기화된 만성기 폐렴에 이 처방이 특출난 효과를 보이 기도 한다.

원전
원전불상. 일본에서 창제된 처방

물오약실방함구결(勿誤藥室方函口訣) 발췌, 비역(飛譯)
기재없음

3초룰을 대입하면	
약재구성 (5가지)	세신 2, 승마 2, 방풍 2, 감초 1.5, 용담 1
15분류 차트	없음
처방 방향성	진통 (세신)
허실	중간용 (간이판 0.0) 정밀판 0.0
한열	중간 (해당없음)
기혈수	❶수 (세신)
기역, 기울, 기허, 혈허, 어혈, 수독	없음
복진	없음
육병위	소양병 (⑪)┬→백태설(白苔舌) └→중간맥(中間脈)

한방 전문의 레벨 / 달인 레벨

치과용 한방약. 세신의 진통작용!

보험적용병명, 병태
발치 후 통증, 치통

이런 증상에도
구내염, 설통증, 삼차신경통

룰을 통해 유추해 볼 수 있는 전형적인 환자상
분류차트 상 해당되는 약재가 없다. 처방 방향성 측면에서는 세신이 있어 진통작용이 있음을 추정할 수 있다. 허실점수와 한열룰에도 해당되는 약재가 없으므로 각각 0점이며, 특별히 온열하지도 한랭하지도 않는 처방이다. 복부소견에서도 특별한 소견이 없다. 육병위에도 해당되는 약재가 없으나 소양병용 처방에 배속시키면 좋겠다.

원포인트 어드바이스
입효산의 보험적용 적응증은 발치 후 통증과 치통이다. 이 약은 식전 또는 식후에 입에 머금었다가 천천히 복용하라고 되어 있다. 재밌는 약이다. 구강내 염증부위나 충치에 직접작용을 한다고 생각할 수 있겠다. 세신에는 진통작용도 있다. 세신을 함유한 한방약으로는 소청룡탕, 마황부자세신탕, 당귀사역가오수유생강탕, 입효산, 영감강미신하인탕이 있다.
대부분의 한방약은 입효산과 달리 그냥 복용한다. 입에 머금고 천천히 복용하라는 특별한 기재 자체가 없다. 내복한다면 따뜻한 물에 녹여 복용하는(온복[溫服]) 편이, 가루 그대로 복용하는 것 보다 유효할 것으로 생각된다. 그리고 진무탕을 만성설사에 사용할 때는 뜨끈뜨끈한 물로 복용하는 편(열복[熱服])이 효과적인 것으로 알려져 있다. 과거의 경험지이다. 실제로 정말 그럴 것인가는 알 수 없지만, 일반적인 방법으로 약을 복용해 보았는데도 효과가 없을 때는 한 번쯤 시도해 봐도 좋겠다.

원전
'중방규거(衆方規矩)' 마나세 도산 (曲直瀨道三, 1507~1594)

물오약실방함구결(勿誤藥室方函口訣) 발췌, 비역(飛譯)
기재없음

3초룰을 대입하면	
약재구성 (9가지)	맥문동 4, 복령 4, 연육 4, 황금 3, 차전자 3, 인삼 3, 황기 2, 지골피 2, 감초 1.5
15분류 차트	삼기제❺ (체력, 기력을 돋움)
처방 방향성	비뇨기용 (차전자), 호흡기용 (맥문동)
허실	허증용 (간이판 0.0) 정밀판 −1.0
한열	중간 (인삼, 황금)
기혈수	❶기 (인삼, 맥문동), 혈 (황기)
기역, 기울, 기허, 혈허, 어혈, 수독	기허 (인삼, 황기)
복진	없음
육병위	소양병 (❺황금) ┌→ 백태설(白苔舌) └→ 중간맥(中間脈)

한방 전문의 레벨

달인 레벨

비뇨기 버전 삼기제

보험적용병명, 병태

전신권태감이 있으며, 입과 혀가 건조하고, 소변이 나올 것만 같은 다음 증상 : 잔뇨감, 빈뇨, 배뇨통

이런 증상에도

냉증, 신경증, 만성방광염, 피로

룰을 통해 유추해 볼 수 있는 전형적인 환자상

분류차트 상 인삼과 황기가 있기 때문에 삼기제로 분류할 수 있다. 처방 방향성 측면에서 차전자가 있으므로 비뇨기용임을 알 수 있고, 맥문동이 있어 호흡기에도 유효할 수 있다. 허실점수는 간이판에서 황금과 인삼이 있으므로 플러스마이너스 제로이다. 정밀판 허실점수에서는 황기가 추가되어 −1점이 된다. 허약자용 처방으로 판단할 수 있다. 한열룰 상 인삼과 황금이 있으므로 특별히 온열하지도 한랭하지도 않는 한방약이 된다. 육병위룰 상 맥문동과 황금이 있기 때문에 소양병기로 분류한다. 따라서 설진 상 두꺼운 백태가 나타나며, 맥진 상 얕지도 깊지도 않게 촉지되는 상태(중간맥)가 전형적으로 나타날 수 있다.

원포인트 어드바이스

팔미지황환이나 우차신기환보다 허약자용 처방이 청심연자음이지만 유감스럽게도 허실룰 정밀판에서는 앞의 두 처방이 −1.5점, 이 처방이 −1점인 관계로 정합성이 맞지 않는다. 약재의 분량까지 고려하지 않는 이상 이 정도의 한계가 발생할 수밖에 없다.

원전 '화제국방(和劑局方, 1107)' 진사문 (陳師文) 등

물오약실방함구결(勿誤藥室方函口訣) 발췌, 비역(飛譯)

청심연자음은 상초의 허열(虛熱)로 하복부가 허하여 신경성 요의빈삭(기림[氣淋], 소변의 백탁(白濁) 등이 발생한 경우를 치료한다. 몽정(유정[遺精]) 증상은 계지가용골모려탕 등을 주로 사용하는데, 이 처방이 효과가 없을 때는 상성하허(上盛下虛)에 해당한다. 바로 이때 청심연자음이 효과를 낸다. 만약 염증성으로 망몽실정(妄夢失精)한다면 용담사간탕이 효과를 낸다.

3초룰을 대입하면	
약재구성 (9가지)	지황 3, 작약 3, 천궁 3, 택사 3, 저령 3, 당귀 3, 복령 3, 아교 3, 활석 3
15분류 차트	사물탕류❻ (빈혈 유사 증상을 보함) 이수제❾ (수분 밸런스를 개선)
처방 방향성	지혈 (아교)
허실	허증용 (간이판 −1.0) 정밀판 −1.0
한열	❷중간 (당귀, 지황)
기혈수	❶혈 (지황, 천궁, 당귀) 수 (저령, 택사)
기역, 기울, 기허, 혈허, 어혈, 수독	수독 (복령, 택사, 저령)
복진	없음
육병위	소양병 (❺저령) → 백태설(白苔舌) → 중간맥(中間脈)

※ 좌측 세로: 한방 전문의 레벨 / 달인 레벨

저령탕+사물탕으로 만성 방광질환에…

보험적용병명, 병태

피부가 고조(枯燥)하며 윤기가 없는 체질로 위장장애가 없는 사람의 다음
증상 : 배뇨곤란, 배뇨통, 잔뇨감, 빈뇨

이런 증상에도

요도염, 방광염, 전립선염, 원인불명의 비뇨기증상

룰을 통해 유추해 볼 수 있는 전형적인 환자상

저령탕합사물탕은 저령탕+사물탕이다. 따라서 분류차트 상 당연히 사물
탕류에 해당하며, 택사, 저령, 복령이 있기 때문에 이수제이다. 처방 방향성
측면에서는 아교가 있기 때문에 지혈효과가 있음을 알 수 있다. 허실점수
에는 당귀가 있어 간이판, 정밀판   모두 −1점이다. 한열은 첫번째 스텝에
서 해당되는 것은 없고, 두번째 스텝에서 온열하는 당귀와 한랭하는 지황
이 하나씩 있어 중간에 해당한다. 복부소견에 특별한 점은 없다. 또한 저령
이 있으므로 소양병기에 해당하여 설진 소견 상 두꺼운 백태가 나타나고,
맥진 상 얕지도 깊지도 않게 촉지되는 상태(중간맥)가 전형적으로 나타나
게 된다.

원포인트 어드바이스

저령을 함유한 한방약은 6가지 처방이며, 위령탕, 인진오령산, 오령산, 시
령탕, 저령탕, 저령탕합사물탕이다. 모두 저령탕 또는 오령산 아니면 거기
에 약재를 조금 추가한 처방이다. 저령에 이수효과를 기대할 수 있다면 왜
저령은 오령산과 저령탕 이외의 한방약에는 사용되지 않은 것일까? 반면,
저령탕과 오령산에 모두 함유된 복령은 46개 처방에 사용되고 있으며, 택
사도 14개 처방에 걸쳐 사용되고 있다. 이런 점이 신기하게 느껴질 수밖에
없다.

원전

원전불상. 일본에서 창제된 처방

물오약실방함구결(勿誤藥室方函口訣) 발췌, 비역(飛譯)

기재없음

3초룰을 대입하면	
약재구성 (3가지)	황금 3, 황련 3, 대황 3
15분류 차트	사심탕류❸ (기를 진정, 항염증) 대황제⓬ (하제, 진정, 혈의 저류)
처방 방향성	없음

↑ 한방 전문의 레벨 ↓	**허실**	실증용 (간이판 2.0) 정밀판 3.0
	한열	❶한랭 (황련)
	기혈수	❶기 (황련), 혈 (대황)
	기역, 기울, 기허, 혈허, 어혈, 수독	기역 (황련)
↑ 달인 레벨 ↓	**복진**	심하비경(心下痞硬) (황련)
	육병위	소양병 (❺황련) ┬→ 백태설(白苔舌) (드물게 황태[黃苔]) └→ 중간맥(中間脈)

황련해독탕+대황 같은 이미지

보험적용병명, 병태

비교적 체력이 좋고, 상열 경향이 있으며, 안면홍조가 있고 정신이 불안하며 변비 경향이 있는 다음 증상 : 고혈압 동반증상(상열, 어깨결림, 이명, 두중, 불면, 불안), 코피, 치질출혈, 변비, 갱년기장애, 혈도증(血道症)

이런 증상에도

동맥경화, 뇌출혈, 구취, 난청, 조현병

룰을 통해 유추해 볼 수 있는 전형적인 환자상

삼황사심탕은 3가지 약재로 구성된 한방약이다. 분류차트 상 황금과 황련이 있으므로 사심탕류에 해당한다. 처방 방향성 측면에서 해당되는 약재는 없다. 허실점수 상 간이판은 황련과 황금이 있어 +2점이 되며, 정밀판에서는 대황이 추가되어 +3점이 된다. 한열룰 상 황련이 있으므로 한랭하는 한방약임을 알 수 있다. 황련은 정신적으로 쉽게 상처를 입는 상태(기역[氣逆])에 유효하며 복부소견의 경우 명치부 압통(심하비경)을 보인다는 것이 처방선택의 힌트가 된다. 황련이나 황금이 있으면 소양병기에 해당하며, 설진 상 두꺼운 백태와 맥진 상 얕지도 깊지도 않게 촉지되는 상태(중간맥)가 관찰될 수 있다. 설태는 황련이 있으므로 때때로 누런경향이 강하게 나타나기도 한다.

원포인트 어드바이스

삼황사심탕(황련, 황금, 대황)은 황련해독탕(황련, 황금, 황백, 산치자)증인 환자가 변비를 보일 때 적합하다는 느낌이다. 두가지를 비교하면 황련과 황금이 공통되며, 대황=황백+산치자로 볼 수 있다. 황련해독탕가대황이 아니라 과감히 황백과 산치자를 빼고 대황을 넣었다는 점에서 매우 흥미롭다. 황백과 산치자의 존재가 대황의 작용에 방해가 될 수 있다고 생각한 것은 아닐까 추측해 본다.

원전   '금궤요략(金匱要略, 3세기)' 장중경 (張仲景, 150 ?∼219)

물오약실방함구결(勿誤藥室方函口訣) 발췌, 비역(飛譯)

삼황사심탕은 횡격막보다 위(상초)에 작용하는 사하제이다. 그 응용범위는 넓다. 심하비(心下痞)가 있으며 이를 누르면 부드럽게 느껴지는 상황을 목표로 사용한다.

3초룰을 대입하면	
약재구성 (12가지)	시호 7, 택사 5, 반하 5, 황금 3, 창출 3, 대조 3, 저령 3, 인삼 3, 복령 3, 감초 2, 계피 2, 생강 1
15분류 차트	시호제❷ (만성기용, 항염증) 사군자탕류❹ (기력을 돋움) 이수제❾ (수분 밸런스를 개선)
처방 방향성	없음

한방 전문의 레벨		
	허실	허증용 (간이판 0.0) 정밀판 −0.5
	한열	❷온열 (계피, 인삼, 황금)
	기혈수	❶기 (인삼, 계피, 시호) 수 (창출, 저령, 택사, 반하)
	기역, 기울, 기허, 혈허, 어혈, 수독	기역 (계피), 기허 (사군자탕) 수독 (복령, 택사, 저령, 창출)

달인 레벨		
	복진	흉협고만(胸脇苦滿) (시호)
	육병위	소양병 (❺) ┬→백태설(白苔舌) └→중간맥(中間脈)

오령산+소시호탕이며 사군자탕의 군약을 함유

보험적용병명, 병태

구역, 식욕부진, 목마름, 소변량감소 등을 보이는 다음 증상 : 수양성 설사, 급성위장염, 더위탐, 부종

이런 증상에도

임신중독증, 난임, 켈로이드, 중이염, 난청, 궤양성대장염, 황반부종

룰을 통해 유추해 볼 수 있는 전형적인 환자상

시령탕은 소시호탕과 오령산을 합방한 것이다. 분류차트 상 시호가 있으므로 시호제, 복령, 창출, 택사, 저령, 반하가 있으므로 이수제, 게다가 창출, 복령, 감초, 인삼이 있어서 사군자탕류에도 들어간다. 허실점수는 간이판의 경우, 인삼과 황금이 각각 플러스마이너스 제로가 되며, 정밀판에서는 계피가 추가되므로 −0.5점이 된다. 중간정도~가녀린 체형 사이의 이미지이다. 한열룰은 황금, 계피, 인삼에 주목하면 온열하는 처방으로 분류된다. 복부소견은 시호가 있으므로 늑골궁하 압통(흉협고만)이 있을 수 있고, 이것이 처방선택의 힌트가 된다. 육병위 상 시호에 주목하면 소양병에 해당하고, 설진 상 하얀 백태, 맥진 상 얕지도 깊지도 않게 촉지되는 상태(중간맥)가 전형적으로 나타나게 된다.

원포인트 어드바이스

시령탕은 보험적용 한방엑스제 중 가장 고가의 약이다. 그렇다보니 자주 보험사정의 대상이 되고는 한다. 따라서 보험적용 엑스제를 사용할 때는 보험적응증을 잘 맞출 필요가 있다. 한방약은 몸 전체를 치료하므로 보험적응증이 꼭 주증상일 필요는 없다.

원전

'세의득효방(世醫得效方, 1337)' 위역림 (危亦林, 1277~1347)

물오약실방함구결(勿誤藥室方函口訣) 발췌, 비역(飛譯)

시령탕은 소시호탕 적응증이면서 목이 마르고 설사(번갈하리[煩渴下痢])하는 경우를 치료한다. 여름철 유행병(서역[暑疫])에도 유효하다.

3초룰을 대입하면	
약재구성 **(11가지)**	후박 2.5, 창출 2.5, 택사 2.5, 저령 2.5, 진피 2.5, 백출 2.5, 복령 2.5, 계피 2, 생강 1.5, 대조 1.5, 감초 1
15분류 차트	이수제❾ (수분 밸런스를 개선) 기제⓮ (기를 순환시킴)
처방 방향성	소화기용 (진피)
허실	허증용 (간이판 0.0) 정밀판 −0.5
한열	❷온열 (계피)
기혈수	❶기 (계피, 후박) 수 (창출, 백출, 저령, 택사)
기역, 기울, 기허, **혈허, 어혈, 수독**	기역 (계피), 기울 (후박) 수독 (복령, 택사, 창출, 백출, 저령)
복진	없음
육병위	소양병 (❺저령) ─┬─▶ 백태설(白苔舌) └─▶ 중간맥(中間脈)

한방 전문의 레벨 (허실~육병위)
달인 레벨 (복진~육병위)

평위산+오령산으로 위장병용 오령산 같은 느낌

보험적용병명, 병태
수양성 설사, 구토가 있으며 갈증, 소변량감소를 동반한 다음 증상 : 식중독, 더위탐, 복냉(腹冷), 급성위장염, 복통

이런 증상에도
만성위염, 열사병

룰을 통해 유추해 볼 수 있는 전형적인 환자상
위령탕은 평위산과 오령산의 합방이다. 분류차트 상 후박이 있어 기제의 범주에 들어가고, 복령, 저령, 택사가 있기 때문에 이수제이기도 하다. 처방 방향성 측면에서는 진피가 함유되어 있기 때문에 소화기용으로 볼 수 있다. 허실점수는 간이판에 해당되는 것이 없고, 정밀판에서는 계피가 해당되어 −0.5점이다. 한열룰 상 첫번째 스텝에서 해당사항이 없고, 두번째 스텝에서 계피가 해당되어 자동적으로 온열시키는 한방약으로 분류할 수 있겠다. 복부소견은 특별한 것이 없다. 후박과 소엽, 진피가 있기 때문에 소양병용에 해당한다. 따라서, 설진 상 두꺼운 백태, 맥진 상 얕지도 깊지도 않게 촉지되는 상태(중간맥)가 전형적으로 나타나게 된다.

원포인트 어드바이스
위령탕은 평위산+오령산이다. 순수한 합산이다. 내가 신경 쓰이는 것은 왜 산과 산을 합했으면서 탕이라고 했을까이다. 탕은 끓인 뒤 찌꺼기는 제거하고 복용한다. 산은 약재를 분말로 갈아 전체를 삼킨다. 11종류의 약재로 구성된 위령탕을 산으로 복용하기에는 분량이 다소 많을지도 모르겠다. 끓인 것과 전체를 복용하는 것은 약효가 당연히 다를 것으로 생각하는데, 쓸데없는 생각일까?

원전
'만병회춘(萬病回春, 1587)' 공정현 (龔廷賢, 1522~1619)

물오약실방함구결(勿誤藥室方函口訣) 발췌, 비역(飛譯)
위령탕은 평위산과 오령산을 합방한 것으로 식사 후 위장장애(수음[水飮])가 발생한 경우에 적용한다.

3초룰을 대입하면	
약재구성 (9가지)	반하 6, **복령 5**, 창출 4, 후박 3, 진피 3, 인삼 3, 소엽 2, 지실 1.5, 생강 1
15분류 차트	이수제❾ (수분 밸런스를 개선) 기제⓮ (기를 순환시킴)
처방 방향성	소화기용 (진피)

한방전문의 레벨	허실	허증용	(간이판 −1.0) 정밀판 −1.0
	한열	❷온열 (인삼)	
	기혈수	❶기 (인삼, 소엽, 후박) 　수 (창출, 반하)	
	기역, 기울, 기허, 혈허, 어혈, 수독	기울 (후박, 소엽) 수독 (복령, 진피, 창출)	

달인 레벨	복진	없음
	육병위	소양병 (❺진피) ┬▶ 백태설(白苔舌) 　　　　└▶ 중간맥(中間脈)

복령음+반하후박탕으로
인후나 위에 뭔가 걸린듯한 느낌이 들 때 사용!

보험적용병명, 병태

기분이 불쾌하며 인후, 식도부에 이물감이 있고, 때때로 두근거림, 어지럼, 구역, 가슴쓰림 등이 있으며, 소변량이 감소한 다음 증상 : 불안신경증, 신경성위염, 입덧, 유음(溜飮), 위염

이런 증상에도

천식, 공기연하증

룰을 통해 유추해 볼 수 있는 전형적인 환자상

복령음합반하후박탕은 복령음과 반하후박탕의 합방이다. 분류차트 상 반하, 복령, 창출이 있으므로 이수제이며, 후박이 있기 때문에 기제의 범주에도 들어간다. 처방 방향성 측면에서 진피에 주목하면 소화기용 처방에 해당한다. 허실점수는 인삼이 있기 때문에 간이판, 정밀판 모두 −1점이다. 한열룰에서도 인삼이 있어 온열하는 한방약에 해당한다. 복부에는 특별한 소견이 없다. 육병위룰 상 후박, 진피가 있으므로 소양병용에 해당하며, 설진 상 두꺼운 백태, 맥진 상 얕지도 깊지도 않게 촉지되는 상태(중간맥)가 전형적으로 나타난다.

원포인트 어드바이스

○○합□□은 ○○라는 한방약과 □□이라는 처방의 합산이다. 반면, ○○가△△는 약재의 합산이다. 처방을 합방할 때에 중복된 약재는 용량이 많은 쪽 분량에 맞춰 사용한다. 복령음합반하후박탕의 경우, 복령과 생강이 공통되는 약재이며, 양쪽 처방 모두 복령은 5g, 생강은 1g으로 두 처방을 합하면 10g과 2g이 아닌, 5g과 1g이 된다. 곧, 복령음과 반하후박탕을 함께 복용하는 것과는 다른 것이다.

원전

원전불상. 일본에서 창제된 처방

물오약실방함구결(勿誤藥室方函口訣) 발췌, 비역(飛譯)

기재없음

3초룰을 대입하면	
약재구성 (6가지)	택사 6, 창출 4.5, 저령 4.5, 복령 4.5, 인진호 4, 계피 2.5
15분류 차트	이수제❾ (수분 밸런스를 개선)
처방 방향성	황달용 (인진호)

한방 전문의 레벨	**허실**	허증용 (간이판 0.0) 정밀판 −0.5
	한열	❷온열 (계피)
	기혈수	❶기 (계피), 수 (창출, 저령, 택사)
	기역, 기울, 기허, 혈허, 어혈, 수독	기역 (계피) 수독 (복령, 택사, 저령, 창출)
달인 레벨	**복진**	없음
	육병위	소양병 (❺저령) ─┬─▶ 백태설(白苔舌) (드물게 황태[黃苔]) └─▶ 중간맥(中間脈)

인진호탕에서 대황을 뺀 버전

보험적용병명, 병태

갈증이 있으며, 소변이 적은 상황의 다음 증상 : 구토, 두드러기, 숙취 시 구역감, 부종

이런 증상에도

담석증, 담낭염

룰을 통해 유추해 볼 수 있는 전형적인 환자상

인진오령산은 오령산에 인진호를 추가한 것이다. 분류차트 상 시호제, 복령, 저령, 택사, 창출이 있으므로 이수제임을 알 수 있다. 처방 방향성 측면에서 인진호가 있으므로 황달용이다. 허실점수는 간이판의 경우 해당사항이 없고, 정밀판의 경우 계피가 있어 −0.5점이다. 한열룰에서도 계피가 있기 때문에 온열하는 한방약이다. 계피는 쉽게 상처를 입는 상태(기역[氣逆])에도 유효하다. 저령이 있기 때문에 육병위룰 상 소양병에 해당한다. 설진 상 두꺼운 백태, 맥진 상 얕지도 깊지도 않게 촉지되는 상태(중간맥)이 전형적인 소견으로 나타난다.

원포인트 어드바이스

약재가 한 가지 추가되어 새로운 한방약이 된다는 것은 매우 흥미롭다. 그 하나의 약재에 강력한 효과가 있음을 시사하는 것이라 본다. 계지가작약탕(작약), 계피인삼탕(계피), 오호탕(상백피), 소건중탕(교이), 인진오령산(인진호), 계지복령환가의이인(의이인), 황기건중탕(황기), 당귀건중탕(당귀), 조위승기탕(망초)이 그 예시이다.

원전 '금궤요략(金匱要略, 3세기)' 장중경 (張仲景, 150 ?∼219)

물오약실방함구결(勿誤藥室方函口訣) 발췌, 비역(飛譯)

인진오령산은 가벼운 황달에 사용한다. 소변량감소를 목표로 사용한다. 만약 열이 있다면 치자백피탕이나 인진호탕을 선택해야만 한다. 또한 철결핍빈혈(황반[黃胖])에는 철사산(鐵砂散)을 사용해야만 한다. 이동원은 숙취(주객병[酒客病])에 이 처방을 사용했다. 이 처방을 복용한 뒤, 땀이 나면서 소변이 나오면 몸 상태가 편해진다.

259

3초룰을 대입하면	
약재구성 (4가지)	복령 6, 건강 3, 백출 3, 감초 2
15분류 차트	이수제❾ (수분 밸런스를 개선)
처방 방향성	없음
허실	허증용 (간이판 0.0) 정밀판 −1.0
한열	❶온열 (건강)
기혈수	❶수 (백출, 건강)
기역, 기울, 기허, 혈허, 어혈, 수독	수독 (복령, 백출)
복진	없음
육병위	태음병 (❿건강) ┌─▶ 설 박백태(薄白苔)〜특이소견없음 └─▶ 침약맥(沈弱脈)

한방전문의 레벨

달인 레벨

건강을 함유한 하반신을 강화하며 따뜻하게 하는 한방약

보험적용병명, 병태

허리가 차가워지면 통증이 있으며, 소변량은 많은 다음 증상 : 요통, 요부냉증, 야뇨증

이런 증상에도

냉증, 좌골신경통

룰을 통해 유추해 볼 수 있는 전형적인 환자상

영강출감탕은 4가지 약재로 구성된 한방약이다. 영계출감탕의 계피를 건강으로, 창출을 백출로 대체한 것이 영강출감탕이다. 상한론 시대에는 창출, 백출을 구별하지 않았기 때문에 계피와 건강을 교체한 것일 뿐이라고 생각해도 OK이다. 분류차트 상 복령과 백출이 있으므로 이수제, 처방 방향성 측면에서 해당사항이 없다. 허실점수는 간이판 상 해당 약재가 없고, 정밀판에서는 건강이 있어 −1점이다. 한열룰 상에서도 건강에 주목하면 강력히 온열하는 한방약이다. 복부에 특별한 소견이 없고, 육병위 상 건강이 있기 때문에 태음병용에 해당한다.

원포인트 어드바이스

영강출감탕은 영계출감탕의 계피를 건강으로 대체한 처방이다. 창출을 백출로 변경하여 새로운 한방약으로 만든다는 점도 흥미롭다. 왜 굳이 이 약재를 바꿨어야 하는 것일까? 단순히 건강을 추가하는 것과는 다른 차원에서 흥미롭다. 구성약재 한 가지 정도만 차이가 있는 처방의 예로는 마행감석탕과 마행의감탕, 마황탕과 마행감석탕, 반하사심탕과 황련탕이 있다.

원전

'금궤요략(金匱要略, 3세기)' 장중경 (張仲景, 150 ?~219)

물오약실방함구결(勿誤藥室方函口訣) 발췌, 비역(飛譯)

영강출감탕의 별명은 신착탕(腎着湯)이다. 하부 흉간의 수분 언밸런스를 조정하는 효과가 있다. 장기간 허리가 차고 대하가 있는 여성에게는 홍화를 추가하면 더욱 좋은 효과를 낸다.

3초룰을 대입하면	
약재구성 (7가지)	행인 4, 반하 4, 복령 4, 오미자 3, 건강 2, 감초 2, 세신 2
15분류 차트	이수제❾ (수분 밸런스를 개선)
처방 방향성	호흡기용 (오미자) 진통 (세신)

한방전문의 레벨	허실	허증용 (간이판 0.0) 정밀판 −1.0
	한열	❶온열 (건강)
	기혈수	❶수 (반하, 오미자, 세신, 행인)
	기역, 기울, 기허, 혈허, 어혈, 수독	수독 (복령, 반하)
달인 레벨	복진	없음
	육병위	태음병 (❿건강) → 설 박백태(薄白苔)~특이소견없음 → 침약맥(沈弱脈)

소청룡탕에서 마황을 뺀 버전

보험적용병명, 병태
빈혈, 냉증을 보이며 천명이 동반된 객담이 많은 기침. 기관지염, 기관지천식, 심장쇠약, 신장병

이런 증상에도
감기, 꽃가루알레르기

룰을 통해 유추해 볼 수 있는 전형적인 환자상
분류차트 상 복령과 반하가 있으므로 이수제에 해당한다. 처방 방향성 측면에서 오미자가 있기 때문에 호흡기용에 해당한다. 또한 세신이 있어 진통작용이 있다. 허실점수는 간이판의 경우 해당사항이 없어 0점이며, 정밀판은 건강이 있기 때문에 −1점이 된다. 한열룰 상 건강이 있기 때문에 첫번째 스텝에서 자동적으로 강력히 온열하는 처방이 된다. 기혈수 분류를 해보면, 수의 약만 있고 혈이나 기와 관련된 약재는 없다. 복부소견도 특별한 것이 없다. 또한 육병위 상에서는 태음병 외에 해당되는 약재가 없으며, 건강이 있기 때문에 태음병용 한방약임을 알 수 있다. 따라서 설진 상 박백태가 나타나거나 특별한 소견이 없는 상태로 나타나며, 맥진에서는 깊은 부위에서 촉지되며 얇은 맥이 전형적으로 나타난다.

원포인트 어드바이스
영감강미신하인탕은 이름에 구성약재가 모두 나열되어 있다. 이외에도 구성약재가 모두 열거되어 있는 처방으로는 영계출감탕, 마행감석탕, 작약감초탕, 감맥대조탕, 마행의감탕, 대황감초탕, 영강출감탕, 마황부자세신탕이 있다. 소청룡탕에서 마황을 뺀 한방약에 해당하는 이미지이기도 하다.

원전
'금궤요략(金匱要略, 3세기)' 장중경 (張仲景, 150 ?~219)

물오약실방함구결(勿誤藥室方函口訣) 발췌, 비역(飛譯)
영감강미신하인탕은 소청룡탕의 '심하유수기(心下有水氣)' 상태에 사용할 수 있는 일종의 변형처방이다. 수분이 명치부에 모인(지음[支飲]) 기침에 사용한다.

3초룰을 대입하면	
약재구성 (7가지)	반하 6, **황련 3**, 건강 3, 감초 3, 계피 3, 대조 3, 인삼 3
15분류 차트	없음
처방 방향성	없음
허실	허증용 (간이판 0.0) 정밀판 −1.5
한열	❶중간 (건강, 황련)
기혈수	❶기 (인삼, 계피, 황련) 수 (반하, 건강)
기역, 기울, 기허, 혈허, 어혈, 수독	기역 (계피, 황련)
복진	심하비경(心下痞硬) (황련)
육병위	소양병 (❺황련) ⟶ 백태설(白苔舌) ⟶ 중간맥(中間脈)

한방 전문의 레벨

달인 레벨

보험적용병명, 병태

위부 정체감과 중압감, 식욕부진을 보이는 다음 증상 : 급성위염, 숙취, 구내염

이런 증상에도

소화불량, 위불편감, 구역, 구내염

룰을 통해 유추해 볼 수 있는 전형적인 환자상

황련탕은 반하사심탕의 황금을 계피로 교체한 처방이다. 분류차트 상 해당되는 것이 없다. 처방 방향성 측면에서도 해당되는 약재가 없다. 허실점수는 간이판에서 인삼과 황련이 플러스마이너스 제로, 정밀판에서는 건강과 계피가 추가되어 −1.5점이 된다. 한열은 스텝1에서 강력히 온열하는 건강과 강력히 한랭하는 황련이 있어 따뜻하게 하지도, 식히지도 않는 한방약에 해당한다. 복부소견 상 황련이 있기 때문에 명치부 압통(심하비경[心下痞硬])을 전형적으로 보이게 된다. 황련이 있으면 육병위를 상 소양병용에 해당한다. 따라서 설진 소견 상 하얗고 두꺼운 백태, 맥진 상 얕지도 깊지도 않게 촉지되는 상태(중간맥)가 전형적으로 나타난다. 황련이 포함된 처방의 적응증에서는 혀가 약간 황색을 띠기도 한다.

원전

'상한론(傷寒論, 3세기)' 장중경 (張仲景, 150 ?∼219)

물오약실방함구결(勿誤藥室方函口訣) 발췌, 비역(飛譯)

황련탕은 흉중의 열(흉중석열[胸中夕熱]), 식사 후 증상이 있는 소화기질환(위중유사기[胃中有邪氣])이 본래 처방사용의 목적이다. 이 처방 적응증의 혀는 태가 두껍고 약간 황색을 띤다. 혀가 젖어있어서 흘러내릴 것 같은 태가 있을 때는 복통이 없더라도, 구역이 있고, 이외에 효과적인 치료가 없을 때 처방을 시도해 볼만한 가치가 있다. 복통이 있으면 사용해봐야만 한다. 이 처방은 반하사심탕의 황금을 계피로 변경해 둔 것이나 그 효용도는 꽤 다르다. 감초, 건강, 계피, 인삼을 조합하여 놓았기 때문에 계지인삼탕에 가깝다. 상반신이 뜨겁고 하반신이 찬 증상(상열하한[上熱下寒])에 사용한다. 황련이 주약이기 때문이다. 또한 계지는 복통에 유효하다.

265

3초룰을 대입하면	
약재구성 (3가지)	지황 6, 황금 3, 고삼 3
15분류 차트	없음
처방 방향성	여분의 열을 식힘 (고삼)
허실	실증용 (간이판 1.0) 정밀판 1.0
한열	❷한랭 (지황, 황금)
기혈수	❶혈 (지황)
기역, 기울, 기허, 혈허, 어혈, 수독	없음
복진	없음
육병위	소양병 (❺황금) ┌→ 백태설(白苔舌) └→ 중간맥(中間脈)

한방 전문의 레벨

달인 레벨

지황+황금+고삼으로 수족번열감에 특효!

보험적용병명, 병태

수족번열감

이런 증상에도

주부습진, 불면, 피부가려움

룰을 통해 유추해 볼 수 있는 전형적인 환자상

삼물황금탕은 3가지 약재로 구성된 한방약이다. 분류차트 상 해당되는 약재
는 없다. 처방 방향성 측면에서 고삼이 있으므로 여분의 열을 식히는 효과가
있다. 허실점수는 황금이 있으므로 간이판, 정밀판 모두 1점으로 산출된
다. 한열룰 상 황금과 지황이 있어 한랭시키는 한방약에 해당한다. 복부소견
에 특별한 점은 없다. 황금이 있으므로 육병위룰 상 소양병에 해당한다.

원포인트 어드바이스

고삼을 함유한 한방약으로는 삼물황금탕과 소풍산이 있다. 지황이 수족번
열감을 진정시킨다는 것은 우차신기환이나 팔미지황환을 사용해봐도 경
험할 수 있다.

원전

'금궤요략(金匱要略, 3세기)' 장중경 (張仲景, 150 ?~219)

물오약실방함구결(勿誤藥室方函口訣) 발췌, 비역(飛譯)

삼물황금탕은 산후쇠약(욕로[蓐勞])뿐 아니라 여성의 부정수소(혈증[血
證])로 인한 두통에 효과를 낸다. 또한 어혈이 만성화되어 피부가 거칠하고
얼굴이 거무튀튀하며 야위었고, 생리가 끊겨버린 병태(건혈로[乾血勞])에
도 사용한다. 두통과 가슴이 갑갑하며 발열하는 상태(번열[煩熱])를 목표로
사용한다. 일반적으로 이 증상을 감로(疳勞)라고 부르며, 17~18세 여성에
서 자주 볼 수 있다. 대개 여성에서 혈증(血證)의 열이 빠지지 않고, 어떤 약
을 써도 효과가 없을 때 사용한다. 오랜 친구인 오다이 요도의 장녀가 산후
에 혈열(血熱)이 내리지 않고, 오후에 두통이 심하여 거의 욕로 상태에 놓
였다. 당시 이 처방을 사용하여 치료했다. 그 후 비슷한 증상이 나타날 때마
다 스스로 이 처방을 조제하여 복용했다고 한다.

3초룰을 대입하면	
약재구성 (6가지)	길경 4, 감초 3, 지실 3, 작약 3, 대조 3, 생강 1
15분류 차트	없음
처방 방향성	배농작용 (길경)
허실	중간용 (간이판 0.0) (정밀판 0.0)
한열	중간 (해당없음)
기혈수	❷수 (길경)
기역, 기울, 기허, 혈허, 어혈, 수독	없음
복진	없음
육병위	소양병 (❺길경) → 백태설(白苔舌) → 중간맥(中間脈)

한방 전문의 레벨

달인 레벨

배농산+배농탕으로 항문주위농양에도 유효

환부에 발적종창이 있고 통증을 동반한 화농증, 양(瘍), 절(癤), 면정(面疔), 그외 절종증(癤腫症)

이런 증상에도

치조농양, 항문주위농양, 맥립종, 잘 낫지 않는 상처

룰을 통해 유추해 볼 수 있는 전형적인 환자상

분류차트 상 해당되는 약재가 없다. 처방 방향성 측면에서 길경이 있기 때문에 배농작용이 있다. 허실점수와 한열룰 상에서도 해당되는 약재가 없어 허실점수는 제로, 온열과 한냉 효과 모두 그다지 강하지 않은 처방임을 알 수 있다. 복부소견 상에서도 특별한 것이 없다. 길경이 있기 때문에 육병위룰 상 소양병용에 해당하며, 설진 상 두꺼운 백태, 맥진 상 얕지도 깊지도 않게 촉지되는 상태(중간맥)가 전형적으로 나타난다.

원포인트 어드바이스

배농산은 지실, 작약, 길경, 배농탕은 감초, 길경, 대조, 생강으로 구성된다. 이 두 처방을 합한 것이 배농산급탕이다. 배농산과 배농탕에 모두 함유된 것이 길경인데, 길경에 배농작용이 있음을 다시금 확인할 수 있다. 길경을 함유한 한방엑스제는 12종류가 있으며, 길경탕, 형개연교탕, 오적산, 시호청간탕, 십미패독탕, 소시호탕가길경석고, 삼소음, 청상방풍탕, 청폐탕, 죽여온담탕, 배농산급탕이 있다.

원전

'요시마스 토도 경험방' 요시마스 토도 (1702~1773)

물오약실방함구결(勿誤藥室方函口訣) 발췌, 비역(飛譯)

배농산은 화농창을 배농시키는데 유효하다. 길경과 지실을 배합해둔데 이 처방의 묘가 있다. 지실을 발산(發散)에 사용하며, 당귀를 하기(下氣)에 사용하는 것은 오랜 본초의 설 중 하나이다. 탕으로 사용할 때는 배농탕과 합방하면 좋다(=배농산급탕).

123 당귀건중탕

3초룰을 대입하면	
약재구성 (6가지)	작약 5, 계피 4, 대조 4, 당귀 4, 감초 2, 생강 1
15분류 차트	온성구어혈제⑪ (혈의 저류를 개선) 계지탕류⑬ (한방의 기본처방)
처방 방향성	없음
허실	허증용 (간이판 −1.0) (정밀판 −1.5)
한열	❷온열 (계피, 당귀)
기혈수	❶기 (계피), 혈 (당귀)
기역, 기울, 기허, 혈허, 어혈, 수독	기역 (계피)
복진	소복경만(小腹硬滿) (당귀 O, 지황 X) 복직근구련(腹直筋拘攣) (작약 4g 이상+감초)
육병위	태음병 ❻계지탕을 기본으로 ⑩당귀 ┐→ 설 박백태(薄白苔)~특이소견없음 ┘→ 침약맥(沈弱脈)

좌측: 한방 전문의 레벨 / 달인 레벨

계지가작약탕+당귀로 초허약자용 구어혈제

보험적용병명, 병태
쉽게 피로하며, 혈색이 좋지 않은 상태의 다음 증상 : 월경통, 하복통, 치질, 탈항 시 통증

이런 증상에도
월경불순, 월경곤란증, 좌골신경통, 난임, 유산

룰을 통해 유추해 볼 수 있는 전형적인 환자상
분류차트 상 계지탕의 골격을 가지고 있기 때문에 계지탕류에 속한다. 또한 당귀가 있고 지황은 없으므로 온성구어혈제의 범주에 들어간다. 건중탕으로 이름 붙어 있지만, 교이는 처방에 함유되어 있진 않다. 처방 방향성 상해당되는 약재가 없다. 허실점수에서 당귀가 있으므로 간이판 −1점, 정밀판에서는 계피도 추가되어 −1.5점이다. 계피가 있기 때문에 쉽게 상처 입는 상태(기역[氣逆])에도 유효할 수 있다. 한열은 첫번째 스텝에서 해당되는 약재가 없고, 두번째 스텝에서 계피와 당귀가 있어 온열하는 한방약으로 분류된다. 복부소견은 작약과 감초가 있으며, 여기에 작약이 4g 이상이므로 복직근연급(과도한 긴장)이 처방선택의 힌트가 될 수 있다. 계지탕 골격이 있지만 태양병을 패스하고, 육병위를 상 당귀가 있기 때문에 태음병용 처방으로 분류할 수 있다. 따라서 설진상 박백태가 나타나며, 맥진 상 깊게 촉지되며 얇은 형태의 맥이 전형적으로 나타날 수 있다.

원포인트 어드바이스
당귀건중탕에는 교이가 함유되어 있지 않지만, 부형제로 유당이 아닌 엿을 사용하고 있다. 그리고 쯔무라 보험적용 한방약의 교이는 사실 모두 물엿이다. 따라서 당귀건중탕에는 교이가 함유되어 있다고 봐도 무방하다.

원전
'금궤요략(金匱要略, 3세기)' 장중경 (張仲景, 150 ?~219)

물오약실방함구결(勿誤藥室方函口訣) 발췌, 비역(飛譯)
당귀건중탕에 대해서는 소건중탕 항에서 상세히 서술했다. 지황과 아교를 추가하여 거혈과다(去血過多)에 사용하면 십전대보탕보다도 유효하다.

3초룰을 대입하면	
약재구성 (9가지)	향부자 4, 천궁 3, 강활 2, 형개 2, 박하 2, 백지 2, 방풍 2, 감초 1.5, 다엽 1.5
15분류 차트	기제⓮ (기를 순환시킴)
처방 방향성	피부과용 (형개)
허실	중간용 (간이판 0.0) 정밀판 0.0)
한열	중간 (해당없음)
기혈수	❶기 (향부자), 혈 (천궁)
기역, 기울, 기허, 혈허, 어혈, 수독	기울 (향부자)
복진	없음
육병위	태양병 (❼향부자) ┬➤ 설진 소견 없음 └➤ 부약맥(浮弱脈)

세로 라벨: 한방전문의 레벨 / 달인 레벨

다엽을 함유한 한방약, 모든 감기 증상에

보험적용병명, 병태
감기, 혈도증(血道症), 두통

이런 증상에도
코막힘, 어지럼, 기관지염

룰을 통해 유추해 볼 수 있는 전형적인 환자상
분류차트 상 향부자가 있기 때문에 기제의 범주에 들어간다. 처방 방향성 측면에서 형개가 있으므로 피부질환에도 유효하다. 허실점수 상 해당약재가 없어 간이판, 정밀판 모두 0점으로 산출된다. 한열룰도 해당되는 약재가 없어 강력히 온열하지도 한랭하지도 않는 한방약임을 알 수 있다. 향부자가 있기 때문에 울적한 기분(기울[氣鬱])에 유효하다. 한열은 첫번째 스텝과 두번째 스텝 모두 해당되는 약재가 없어 중간형에 해당한다. 복부에 특별한 소견은 없다. 육병위룰 상 향부자가 있으므로 태양병으로 분류할 수 있다. 따라서 설진 상 명확한 소견이 없고, 맥은 가볍게 눌렀을 때 촉지되나 약한 상태가 전형적이다.
육병위룰 상 소음병과 양명병으로는 분류되지 않는다. 그리고 소양병에 해당하는 약재가 하나도 함유되어 있지 않다. 또한 실증용 구어혈제도 아니다. 그렇기 때문에 그 다음 스텝으로 넘어가서 향부자를 함유하고 있으므로 태양병용 처방으로 볼 수 있다.

원포인트 어드바이스
향부자는 향소산, 자음지보탕, 천궁다조산, 죽여온담탕, 이출탕, 여신산 총 6개 처방에 함유되어 있다. 이 중 태양병용 처방으로 분류되는 것은 천궁다조산, 향소산이다. 죽여온담탕과 이출탕, 여신산은 소양병용, 자음지보탕은 예외적으로 태음병용 처방이다.

원전
'화제국방(和劑局方, 1107)' 진사문 (陳師文) 등

물오약실방함구결(勿誤藥室方函口訣) 발췌, 비역(飛譯)
기재없음

3초룰을 대입하면	
약재구성 (6가지)	의이인 10, 계피 4, 작약 4, 도인 4, 복령 4, 목단피 4
15분류 차트	구어혈제❿ (혈의 저류를 개선)
처방 방향성	항염증작용 (의이인)

한방 전문의 레벨

허실	실증용 (간이판 0.0) 정밀판 0.5
한열	❷온열 (계피)
기혈수	❶기 (계피), 혈 (도인, 목단피) 수 (의이인)
기역, 기울, 기허, 혈허, 어혈, 수독	기역 (계피) 어혈 (도인, 목단피)

달인 레벨

복진	소복경만(小腹硬滿) (도인, 목단피)
육병위	소양병 (❹도인+목단피) ┌▶백태설(白苔舌) └▶중간맥(中間脈)

계지복령환+의이인이며 피부병변에 유효

보험적용병명, 병태

비교적 체력이 좋고, 때때로 하복통, 어깨결림, 두중, 어지럼, 상열감이 있으면서 족부냉증 등을 호소하는 다음 증상 : 월경불순, 혈도증(血道症), 여드름, 기미, 거친손발

이런 증상에도

두통, 신경통, 근육통, 피부병변, 사마귀

룰을 통해 유추해 볼 수 있는 전형적인 환자상

계지복령환가의이인은 계지복령환에 의이인을 추가한 한방약이다. 분류차트 상 도인과 목단피가 있기 때문에 구어혈제로 볼 수 있다. 처방 방향성 측면에서 의이인이 있기 때문에 항염증작용이 있다고 볼 수 있다. 허실점수는 간이판에서 해당약재가 없어 0점, 정밀판에서는 도인이 있어 1점, 계피가 있어 −0.5점이므로 총합 0.5점이 된다. 복부소견은 허실점수로 보았을 때 중간정도 체형~약간 튼튼한 타입이기 때문에 평균 이상의 피부와 피하조직 긴장도를 보이며, 도인과 목단피가 있으므로 하복부압통(소복경만[小腹硬滿])이 처방선택의 힌트가 될 수 있다. 또한, 도인+목단피 조합이 있기 때문에 육병위룰 상 소양병용에 해당한다. 따라서 설진 상 두꺼운 백태, 맥진 상 얕지도 깊지도 않게 촉지되는 상태(중간형)가 전형적으로 나타날 수 있다.

원포인트 어드바이스

계지복령환에 의이인을 추가한 구성으로 되어 있는데, 사실 계지복령환과 각 구성약재의 분량에 차이가 있다. 계지복령환의 약재별 용량은 계피, 작약, 도인, 목단피, 복령이 각 3g이지만, 계지복령환가의이인의 경우 각각이 4g씩이다. 어느 정도의 차이가 있을지는 불명확하지만, 흥미롭다.

원전

'금궤요략(金匱要略, 3세기)' 장중경 (張仲景, 150 ?~219)

물오약실방함구결(勿誤藥室方函口訣) 발췌, 비역(飛譯)

기재없음

3초룰을 대입하면	
약재구성 (6가지)	마자인 5, 대황 4, 지실 2, 행인 2, 후박 2, 작약 2
15분류 차트	대황제❶❷ (하제, 진정, 혈의 저류) 기제❶❹ (기를 순환시킴)
처방 방향성	하제용 (마자인)
허실	실증용 (간이판 0.0) 정밀판 1.0
한열	❷한랭 (대황)
기혈수	❶기 (후박), 혈 (대황), 수 (행인)
기역, 기울, 기허, 혈허, 어혈, 수독	기울 (후박)
복진	없음
육병위	소양병 (❺후박) → 백태설(白苔舌) → 중간맥(中間脈)

한방전문의 레벨

달인 레벨

대황을 함유한 부드러운 사하제,
고령자에게도 안심하고 사용가능

변비

복부팽만감

룰을 통해 유추해 볼 수 있는 전형적인 환자상

분류차트 상 대황이 있기 때문에 대황제의 범주에 들어간다. 또한 후박도 있으므로 기제의 성격도 가진다. 처방 방향성 측면에서 마자인이 있으므로 하제용임을 알 수 있다. 허실점수는 간이판 0점, 정밀판 1점이 된다. 허실을 불문하고 폭넓게 사용할 수 있음을 추측할 수 있다. 한열룰 상 대황이 있으므로 한랭하는 한방약이 된다. 복부에 특별한 소견은 없다. 육병위룰 상 후박이 있으므로 소양병에 해당한다. 설진 상 두꺼운 백태가 있고, 맥진 상 얕지도 깊지도 않게 촉지되는 상태(중간맥)가 전형적으로 나타날 수 있다.

원포인트 어드바이스

마자인환은 윤장탕과 함께 대황제이지만 비교적 허약한 사람에게도 사용가능한 처방이다. 따라서 허실점수가 0점으로 산출되는 것에 특별한 오류는 없다고 본다. 꽤나 허약한 사람의 경우, 대황을 복용하면 복통이 생긴다. 또한 꽤나 근육질인 사람이 기분 좋게 배변을 하고자 한다면 대황에 망초를 추가한 승기탕류를 사용하는 편이 좋은 경우가 많다.

허실점수 활용 시 사하작용(瀉下作用)이 메인인 한방약은 대황을 +1점으로 카운트 하다보니 실제 활용할 때의 느낌보다 약간 튼튼한 타입용으로 보게 끔 되는 경향이 있다. 마자인환이나 대황감초탕이 +1점, 계지가작약대황탕이 +0.5점으로 산출되는데, 이 세 처방은 실제 임상에선 0점에서 −0.5점 정도의 이미지이다.

원전

'상한론(傷寒論, 3세기) 금궤요략(金匱要略, 3세기)' 장중경 (張仲景, 150 ?~219)

물오약실방함구결(勿誤藥室方函口訣) 발췌, 비역(飛譯)

기재없음

277

3초룰을 대입하면	
약재구성 (3가지)	마황 4, 세신 3, 부자 1
15분류 차트	마황제❶ (급성기용, 진통) 부자제❽ (냉증 상태에)
처방 방향성	진통 (세신)

한방 전문의 레벨		
	허실	실증용 (간이판 0.0) 정밀판 1.0
	한열	❶온열 (부자)
	기혈수	❶수 (세신)
	기역, 기울, 기허, 혈허, 어혈, 수독	없음

달인 레벨		
	복진	없음
	육병위	소음병 (❶마황부자세신탕) ──→ 혀는 박백(薄白)~특이소견 없음 ──→ 침약맥(沈弱脈)

마황+부자+세신, 가장 부드러운 마황제

보험적용병명, 병태

오한, 미열, 전신권태, 저혈압이며 두통, 어지럼이 있고, 사지에 통증냉감이 있는 다음 증상 : 감기, 기관지염

이런 증상에도

냉증, 삼차신경통, 대상포진 후 신경통, 꽃가루 알레르기

룰을 통해 유추해 볼 수 있는 전형적인 환자상

마황부자세신탕은 3가지 구성약재로 구성된 한방약이며, 처방명에 구성약재를 모두 열거하고 있다. 분류차트 상 마황이 존재하기 때문에 마황제에 해당한다. 처방 방향성 측면에서 세신이 있으므로 진통작용이 있음을 생각해 볼 수 있다. 허실점수는 간이판에서 마황과 부자가 모두 있어 플러스마이너스 제로가 된다. 정밀판에서는 마황이 2점으로 카운트되며, 부자가 −1점이므로 총합 1점이 된다. 한열룰 상 첫번째 스텝에서 부자가 있으므로 자동적으로 열약으로 분류된다. 복부소견 상 특별한 것은 없다. 마황부자세신탕은 소음병용 처방임을 기억하자.

원포인트 어드바이스

마황부자세신탕은 가장 부드러운 마황제로 알려져 있다. 마황 함유량은 1일 4g이며, 갈근탕이나 소청룡탕의 3g 보다도 많다. 부자가 존재하므로 마황의 부작용을 경감시키는 것으로 생각할 수 있을 것 같다. 한방약이 단순한 약재조합이 아닌 '약재 합산의 지혜'라는 점을 이해하기에 적합한 처방이라고 본다.

원전

'상한론(傷寒論, 3세기)' 장중경 (張仲景, 150 ?~219)

물오약실방함구결(勿誤藥室方函口訣) 발췌, 비역(飛譯)

마황부자세신탕은 소음표열(少陰表熱)을 치료한다. 대개 한사(寒邪)의 병으로 시작하여 치료를 거듭하던 중 허로상태(노상[勞傷])에 놓이게 된 경우를 치료한다.

3초룰을 대입하면	
약재구성 **(9가지)**	창출 4, 복령 4, 산약 3, 인삼 3, 연육 3, 산사자 2, 택사 2, 진피2, 감초 1
15분류 차트	사군자탕류❹ (기력을 돋움) 이수제❾ (수분 밸런스를 개선)
처방 방향성	소화기용 (진피)
허실	허증용 (간이판 −1.0) 정밀판 −1.0
한열	❷온열 (인삼)
기혈수	❶기 (인삼), 수 (창출, 택사)
기역, 기울, 기허, **혈허, 어혈, 수독**	기허 (사군자탕) 수독 (복령, 창출, 택사)
복진	없음
육병위	소양병 (❺진피) ┬▶ 백태설(白苔舌) └▶ 중간맥(中間脈)

한방 전문의 레벨

달인 레벨

소화불량을 동반한 설사에 유효, 사실 사군자탕을 함유

마르고 안색이 좋지 않으며, 식욕이 없고, 설사하는 경향이 있는 다음 증상
: 위장허약, 만성위장염, 소화불량, 설사

이런 증상에도

위불편감, 급성위장염

룰을 통해 유추해 볼 수 있는 전형적인 환자상

분류차트 상 인삼, 복령, 창출, 감초가 있으므로 사군자탕류의 범주에 들어
가며, 복령, 창출, 택사가 있으므로 이수제에도 포함된다. 또한 처방 방향성
측면에서 진피가 있으므로 소화기용이라고 생각해 볼 수 있겠다. 허실점수
는 인삼이 있으므로 간이판, 정밀판　모두 −1점이다. 사군자탕을 함유하고
있으므로 기력이 없는 상태(기허[氣虛])에도 유효하다. 복부에 특별한 소견
은 없다. 육병위룰 상 진피가 있으면 소양병용이기 때문에 설진 상 두꺼운
백태, 맥진 상 얕지도 깊지도 않게 촉지되는 상태(중간맥)가 전형적으로 나
타난다.

육병위룰 상 소음병으로 분류될 수 있는 진무탕도, 마황부자세신탕도 아니
고, 양명병으로 분류할 수 있는 백호가인삼탕이나 인진호탕, 대황, 망초 함
유 한방약도 아니다. 그리고 소양병에 해당하는 진피가 함유되어 있으므로
소양병용 처방에 해당한다.

원포인트 어드바이스

설사에 사용할 수 있는 것이 계비탕이지만, 계비탕은 특히 소화되지 않은
변을 보는 경우에 유효한 것으로 알려져 있다. 급성설사에는 반하사심탕과
오령산, 만성설사에는 진무탕이나 인삼탕이 유효한 경우가 많다. 계지가작
약탕이나 대건중탕이 유효한 경우도 있다.

원전

'만병회춘(萬病回春, 1587)' 공정현 (龔廷賢, 1522~1619)

물오약실방함구결(勿誤藥室方函口訣) 발췌, 비역(飛譯)

기재없음

3초룰을 대입하면	
약재구성 (4가지)	후박 5, 지실 3, 대황 2, 망초 1.3
15분류 차트	승기탕류❹ (사하제, 진정, 혈의 저류를 개선) 기제⓮ (기를 순환시킴)
처방 방향성	없음
허실	실증용 (간이판 0.0) 정밀판 2.0
한열	❷한랭 (대황)
기혈수	❶기 (후박), 혈 (대황)
기역, 기울, 기허, 혈허, 어혈, 수독	기울 (후박)
복진	없음
육병위	양명병 (❺대황+망초) ─┬─▶ 황태설(黃苔舌) └─▶ 침실맥(沈實脈)

한방 전문의 레벨

달인 레벨

튼튼한 타입의 사하제, 과거에는 폭넓게 다양한 질환에 사용

보험적용병명, 병태

복부가 단단히 막히고, 변비가 있는 경우, 또는 비만체질이며 변비가 있는 경우. 상습변비, 급성변비, 고혈압, 신경증, 식중독

이런 증상에도 우울증, 불면

룰을 통해 유추해 볼 수 있는 전형적인 환자상

분류차트 상 대황과 망초가 있기 때문에 승기탕류이며, 후박이 있기 때문에 기제의 범주에도 들어간다. 처방 방향성 측면에서 해당되는 약재가 없다. 허실점수는 간이판에서 해당약재가 없어 0점, 정밀판에서는 대황과 망초가 해당되어 +2점이다. 한열룰 상 대황이 있으므로 한랭시키는 한방약이 된다. 복부는 단단한 타입의 복부로 변비경향 이외에는 특별한 소견은 없다. 육병위룰 상 승기탕류는 양명병용으로 분류한다.

원포인트 어드바이스

간이판 허실점수는 매우 간결하므로 승기탕류 등에는 정합성이 잘 맞지 않는다. 그런 결점을 보완하기 위해 정밀판을 만들었다. 승기탕류는 보통 튼튼한 타입에 적합하다. 간이판을 기준으로 생각하면 이상하게 느껴질 때 정밀판을 사용해보면 좋다. 또한 익숙해지면 중요한 약재가 자연스럽게 눈에 들어와 룰을 굳이 따지지 않아도 바로 처방의 개략적인 이미지를 상상할 수 있게 된다.

원전

'상한론(傷寒論, 3세기) 금궤요략(金匱要略, 3세기)' 장중경 (張仲景, 150 ?~219)

물오약실방함구결(勿誤藥室方函口訣) 발췌, 비역(飛譯)

대승기탕은 사기(邪氣)가 위에 들어와 음식과 얽혀 괴상(塊狀)을 이룬 상태(위실[胃實])를 치료한다. 승기는 순기(順氣)시킨다는 의미로 기의 응결이 심한 상태에 활용한다는 의미이다. 당귀를 추가하여 발광(發狂)을 치료하며, 유향을 추가하면 치질통증을 치료, 인삼을 추가하면 소화기 상태를 향상시킬 수 있다. 또한 사역탕과 합방하면 온열하며 사하시키는 작용을 만들 수 있다. 묘용변화(妙用變化)가 자유자재인 처방이다.

3초룰을 대입하면	
약재구성 **(6가지)**	작약 6, 계피 4, 대조 4, 감초 2, 대황 2, 생강 1
15분류 차트	대황제⓬ (사하제, 진정, 혈의 저류를 개선) 계지탕류⓭ (한방의 기본처방)
처방 방향성	없음

한방 전문의 레벨		
	허실	실증용 　(간이판　0.0) 　　　　　정밀판　0.5
	한열	❷중간 (계피, 대황)
	기혈수	❶기 (계피), 혈 (대황)
	기역, 기울, 기허, 혈허, 어혈, 수독	기역 (계피)

달인 레벨		
	복진	복직근연급 (작약 4g 이상+감초)
	육병위	태음병 ❻계지탕을 기본으로 ❾작약 5g 이상 ┐→ 설 박백태(薄白苔)~특이소견없음 └→ 침약맥(沈弱脈)

온열하며 사하시키는 한방약

보험적용병명, 병태

비교적 체력이 약한 사람이면서 복부팽만이 있고, 장내 정체감 또는 복통
등을 동반한 다음 증상 :
1. 급성장염, 대장염
2. 상습변비, 숙변, 복부불편감

이런 증상에도

장통과장애, 과민대장증후군

룰을 통해 유추해 볼 수 있는 전형적인 환자상

계지탕에 작약을 증량하고, 대황을 추가한 것이 계지가작약대황탕이다. 분
류차트 상 계지탕류로 분류되며, 대황이 있기 때문에 대황제의 범주에도
들어간다. 허실점수는 간이판에서 해당 약재가 없어 0점, 정밀판의 경우 계
피가 있어 −0.5점, 대황이 있어 1점이 되므로 합계 0.5점이 된다. 한열룰은
계피와 대황이 있으므로 플러스마이너스 제로로 온열하지도 한랭시키지
도 않는 한방약에 해당한다. 계피가 있기 때문에 쉽게 상처를 입을 수 있는
상태(기역[氣逆])에 유효하다. 복부소견은 감초가 있고 작약이 4g 이상이
있으므로 복직근연급(과긴장)이 처방선택의 힌트가 된다. 계지탕은 태양병
용이지만, 이것을 패스하고 작약이 5g 이상이므로 태음병용으로 분류한다.

원포인트 어드바이스

계지가작약대황탕은 온하(溫下)의 조제(祖劑)로 알려져 있으므로 대황이
있으면서도 온열하는 작용이 있는 처방으로 보면 된다.

원전 '상한론(傷寒論, 3세기)' 장중경 (張仲景, 150 ?～219)

물오약실방함구결(勿誤藥室方函口訣) 발췌, 비역(飛譯)

계지가작약대황탕은 온열하며 사하시키는 약(온하[溫下]의 조제[祖劑])이
다. 온하의 뜻은 '금궤요략'에 나와있다. 한실(寒實)한 사람에게는 반드시
이 처방을 사용해야만 한다. 이 처방은 복만(腹滿) 시의 통증뿐 아니라 적
리(赤痢)와 같은 감염성 대장염(이병[痢病])의 열이 가볍고, 이급후중(裏急
後重)을 동반한 환자에게도 유효하다.

3초룰을 대입하면	
약재구성 (3가지)	인진호 4, 산치자 3, 대황 1
15분류 차트	대황제⓬ (사하제, 진정, 혈의 저류를 개선)
처방 방향성	황달용 (인진호)

한방전문의 레벨	허실	실증용 (간이판 0.0) (정밀판 1.0)
	한열	❷한랭 (대황)
	기혈수	❶기 (산치자), 혈 (대황)
	기역, 기울, 기허, 혈허, 어혈, 수독	기역 (산치자)

달인 레벨	복진	없음
	육병위	양명병 (❷인진호탕) → 혀는 황태(黃苔) → 침실맥(沈實脈)

황달의 성약, 그리고 대황제

보험적용병명, 병태

소변량감소, 변비경향인 비교적 체력이 좋은 사람의 다음 증상 : 황달, 간경변증, 신증후군, 두드러기, 구내염

이런 증상에도

피부가려움, 갈증, 초조, 변비

룰을 통해 유추해 볼 수 있는 전형적인 환자상

인진호탕은 3가지 구성약재로 구성된 한방약이다. 분류차트 상 대황이 있으므로 대황제로 분류된다. 처방 방향성 측면에서 인진호가 존재하므로 황달용에 해당한다. 허실점수는 간이판의 경우, 해당약재가 없어 0점, 정밀판은 대황이 존재하므로 1점이다. 산치자는 쉽게 상처를 입는 상태(기역[氣逆])에도 유효하다. 복부는 변비 외 별다른 특이소견이 없다. 인진호탕은 양명병용으로 기억해두자. 따라서 설진 상 황색을 띄며, 맥진 상 깊은 부위에서 촉진되며 큰 맥이 잡히는 것이 전형적이다.

원포인트 어드바이스

인진호탕은 대황을 함유하고 있으므로 설사경향인 사람에게는 사용할 수 없다. 그럴 때는 인진오령산을 사용한다.

원전

'상한론(傷寒論, 3세기) 금궤요략(金匱要略, 3세기)' 장중경 (張仲景, 150 ?~219)

물오약실방함구결(勿誤藥室方函口訣) 발췌, 비역(飛譯)

인진호탕은 황달을 치료하는 성제(聖劑)이다. 세간에서는 황달 초기에 인진오령산을 사용하라고들 하지만, 그래서는 안된다. 우선 인진호탕을 사용하여 사하시킨 뒤, 인진오령산을 사용해야만 한다. 인진호는 황달을 치료하는 것이 주요 사용목표이다. 하지만 소염이수효과(청열이수[淸熱利水])도 있으므로 황달에만 사용한다고 볼 필요는 없다. 후세방인 가미소요산과 용담사간탕의 산치자도 소염이수를 주요 효과로 가지고 있다. 인진호탕을 황달에 사용할 때는 양명병기의 복만(腹滿)과 소변감소를 사용목표로 삼아야 한다. 만약 명치부가 단단한 환자라면 대시호탕가인진호가 효과적이다.

3초룰을 대입하면	
약재구성 (9가지)	창출 3.5, 인삼 3.5, **맥문동 3.5**, 황기 3, 진피 3, 당귀 3, **황백 1, 감초 1, 오미자 1**
15분류 차트	삼기제**❺** (체력, 기력을 돋움) 온성구어혈제**⓫** (혈의 저류를 개선)
처방 방향성	호흡기용 (맥문동, 오미자) 소화기용 (진피)
허실	허증용 (간이판 −2.0) 정밀판 −3.0
한열	❷온열 (인삼, 당귀)
기혈수	❶기 (인삼, 맥문동), 혈 (당귀) 수(창출, 황기, 오미자)
기역, 기울, 기허, 혈허, 어혈, 수독	기허 (인삼, 황기)
복진	소복경만(小腹硬滿) (당귀 O, 지황 X)
육병위	소양병 (❺진피) ┬→ 백태설(白苔舌) └→ 중간맥(中間脈)

(좌측 세로 라벨: 한방 전문의 레벨 / 달인 레벨)

더위 먹었을 때 사용할 수 있는 삼기제

보험적용병명, 병태
더위먹음, 더위에 따른 식욕부진, 설사, 피로권태, 더위탐

이런 증상에도
위장염, 피로, 불면

룰을 통해 유추해 볼 수 있는 전형적인 환자상
분류차트 상 인삼과 황기가 있으므로 삼기제에 해당한다. 또한 당귀가 있고 지황이 없으므로 온성구어혈제에 해당한다. 처방 방향성 측면에서 맥문동과 오미자가 존재하므로 호흡기질환용, 진피가 존재하므로 소화기질환용 이미지가 있다. 허실점수는 간이판에서 당귀와 인삼이 있기 때문에 −2점, 정밀판에서는 황기가 추가되어 −3점이 된다. 상당히 허약한 사람용 한방약에 해당한다. 한열룰 상 첫번째 스텝에서 해당되는 것은 없고, 두번째 스텝에서 인삼과 당귀가 있기 때문에 온열시키는 한방약에 해당한다. 복부소견은 당귀가 있고 지황이 없으므로 하복부압통(소복경만[小腹硬滿])을 보이는 것도 처방선택의 한 힌트가 된다. 육병위룰 상 맥문동과 진피가 있으므로 소양병용에 해당한다. 삼기제이므로 태음병용이라고 볼 수도 있다.

원포인트 어드바이스
청서익기탕은 더위먹음, 여름탐 등에 사용하는 삼기제이다. 소화기능이 약하거나 호흡기 호소를 동반한 환자에게 삼기제로 기력과 체력을 북돋고 싶을 때 활용할 수 있다.

원전
'의학육요(醫學六要, 1609) 장삼석 (張三錫)

물오약실방함구결(勿誤藥室方函口訣) 발췌, 비역(飛譯)
청서익기탕은 더위먹음(주하병[注夏病])의 주요처방이다. 허약한 사람이나 여름이 되면 야위고, 권태감이 증가하며, 설사하고, 호흡곤란이 발생하며, 사지가 이유없이 뜨거워지거나 하는 증상을 치료한다. 이 처방은 이동원이 만든 것으로 여러 약재로 구성되어 있다. 즉효성을 기대하고 싶을 때는 다른 처방을 사용해야만 한다.

3초룰을 대입하면	
약재구성 (14가지)	황기 3, 시호 3, 산조인 3, 창출 3, 인삼 3, 복령 3, 원지 2, 산치자 2, 대조 2, 당귀 2, 감초 1, 생강 1, 목향 1, 용안육 3
15분류 차트	시호제❷, 사군자탕류❹, 삼기제❺, 이수제❾, 온성구어혈제⓫
처방 방향성	기를 진정 (원지) 쾌면 (산조인)
허실	허증용　(간이판　－2.0) 　　　　(정밀판　－3.0)
한열	❷온열 (인삼, 당귀)
기혈수	❶기 (인삼, 산치자, 시호, 원지, 산조인) 　혈 (당귀), 수 (창출, 황기)
기역, 기울, 기허, 혈허, 어혈, 수독	기역 (산치자), 기허 (인삼, 황기) 수독 (복령, 창출)
복진	소복경만(小腹硬滿) (당귀 O, 지황 X) 흉협고만(胸脇苦滿) (시호)
육병위	소양병 (❺시호)　┌─▶ 백태설(白苔舌) (드물게 황태[黃苔]) 　　　　　└─▶ 중간맥(中間脈)

(왼쪽 세로 레이블: 한방 전문의 레벨 / 달인 레벨)

귀비탕에 시호와 산치자를 추가한 것

보험적용병명, 병태
허약체질이며 혈색이 좋지 않은 사람의 다음 증상 : 빈혈, 불면, 정신불안, 신경증

이런 증상에도 만성위염, 식욕부진, 건망증, 이관개방증

룰을 통해 유추해 볼 수 있는 전형적인 환자상
분류차트 상 시호가 있으므로 시호제에 해당하며, 인삼, 복령, 창출, 감초로 사군자탕의 구성성분이 있기 때문에 사군자탕류이고, 인삼과 황기가 존재하므로 삼기제, 당귀가 있고 지황이 없어 온성구어혈제에 해당한다. 처방 방향성은 원지가 있으므로 기를 진정, 산조인이 있으므로 쾌면작용이 있는 것으로 볼 수 있다. 허실점수도 간이판의 경우 인삼과 당귀가 존재하여 −2점, 정밀판의 경우 여기에 황기가 추가되어 −3점이 된다. 상당히 가녀린 타입을 위한 처방으로 볼 수 있다. 한열룰 상 인삼과 당귀가 있으므로 온열시키는 한방약이다. 산치자는 기역에 유효하며, 인삼과 황기는 기력이 없는 상태(기허[氣虛])에 유효하다. 복부소견은 시호가 있으므로 늑골궁하의 압통(흉협고만[胸脇苦滿])이 있고, 당귀가 있고 지황이 없어 하복부압통(소복경만[小腹硬滿])이 처방선택의 힌트가 될 수 있다. 육병위룰 상 시호가 있으므로 소양병기용 한방약에 해당한다.

원포인트 어드바이스
삼기제는 모두 태음병용 한방약으로 설명하는 책도 있다. 하지만 삼기제이더라도 시호, 진피, 맥문동 등을 함유했을 때는 이 약재를 우선시하여 소양병용으로 보는 경우도 있다. 이 책의 룰은 기본적으로 아키바 선생의 "활용자재의 처방해설"과 정합성을 맞추기 위해 제작되었다.

원전
'내과적요(内科摘要)' (쯔무라는 '제세전서[濟世全書]' 공정현[龔廷賢, 1522〜1619])

물오약실방함구결(勿誤藥室方函口訣) 발췌, 비역(飛譯)
귀비탕에 시호와 산치자를 넣은 것은 '내과적요(内科摘要)'의 처방이다.

3초룰을 대입하면	
약재구성 (2가지)	감초 3, 길경 2
15분류 차트	없음
처방 방향성	배농작용 (길경)
허실	중간용 (간이판 0.0) 정밀판 0.0
한열	중간 (해당없음)
기혈수	❷수 (길경)
기역, 기울, 기허, 혈허, 어혈, 수독	없음
복진	없음
육병위	소양병 (❺길경) ┌─▶ 백태설(白苔舌) (드물게 황태[黃苔]) └─▶ 중간맥(中間脈)

좌측 세로: 한방 전문의 레벨 / 달인 레벨

차갑게 식혀 가글하면서 조금씩 복용

보험적용병명, 병태 인후부가 붓고 아픈 다음 상황 : 편도염, 편도주위염

이런 증상에도 구내염, 치조농루, 쉰목소리

룰을 통해 유추해 볼 수 있는 전형적인 환자상

길경탕은 감초와 길경으로 구성된 한방약이다. 분류차트 상 해당되는 약재는 없다. 처방 방향성 측면에서 길경이 존재하므로 배농작용을 추정할 수 있다. 허실점수나 한열룰 상 해당하는 약재가 없고, 허실점수는 간이판, 정밀판 모두 0점, 한열룰 상 온열하지도 한랭시키지도 않는 한방약에 해당한다. 복부에 특별한 소견은 없다. 육병위룰 상 길경이 있기 때문에 소양병기에 해당한다. 따라서 설진 상 박백태, 맥진 상 얕지도 깊지도 않게 촉지되는 상태(중간맥)가 전형적으로 나타난다.

원포인트 어드바이스

감초를 과도하게 복용하면 가성알도스테론증이 발생하기도 한다. 부종이 발생하고, 혈압이 오르며, 혈중칼륨수치가 저하된다. 체질에 따라 1일 6g을 3년간 복용하더라도 이런 일이 없는 환자도 몇 번이나 봤다(타원에서 소개됨). 상한론에서는 길경탕과 감초탕 만이 생감초를 사용했고, 나머지 처방에서는 자감초를 사용했다. 그런데 쯔무라 한방보험적용 엑스제의 경우, 자감초탕에만 자감초를 사용하고, 그 외의 처방은 생감초가 들어가 있다. 한방처방에 들어가는 약재들은 예로부터 조금씩 변천해왔다.
둘 중 무엇이든 사용할 수 있을 때는 어느 쪽이 더 유효한지가 매우 중요하다. 하지만, 보험적용 한방엑스제가 새롭게 인기를 받을 가능성은 적고, 내용 변경도 간단하지 않으므로 현재 시판되고 있는 보험적용 한방엑스제를 활용하면 증상이 나아질 것인지를 판단하기만 하면 될 것이다.

원전 '상한론, 금궤요략(3세기)' 장중경 (150 ?~219)

물오약실방함구결(勿誤藥室方函口訣) 발췌, 비역(飛譯)

길경탕은 인두통의 주요 처방이다. 또한 폐화농증의 주요 처방이기도 하다. 생강과 대조를 추가하면 배농탕이 된다. 다양한 습진이나 붓기에도 사용할 수 있다. 이 처방에 약재를 가미하면 인후부 화농성질환(후선[喉癬])에도 사용할 수 있다.

부록

물오약실방함구결(勿誤藥室方函口訣)을 읽을 때 참조할만한 간이용어해설

외감(外感)	감염증 같은 외인성질환
승제(升提)	끌어올리다, 당겨올리다
서각(犀角)	코뿔소의 뿔
벽낭(澼囊)	위 속에 물이 많은 상태, 유문협착증 등
반위(反胃)	위가 충만하여 반복적으로 구토하는 것
허종(虛腫)	손가락으로 눌렀을 때, 그 부위가 함몰되어 회복되지 않는 부종
소갈(消渴)	다음다식(多飮多食)하면서 소변량이 많은 상태, 당뇨병 등
일음(溢飮)	사지부종
정음(停飮)	위액정체감, 심하진수음(心下振水音) 있음
학(瘧)	말라리아 등

물오약실방함구결(勿誤藥室方函口訣) 상 처방선택의 키워드

벽낭(澼囊)의 주약	안중산
심하급울울미번(心下急鬱鬱微煩)	대시호탕
왕래한열(往來寒熱)	소시호탕
흉중열사(胸中熱邪)	황련해독탕
기제(氣劑)의 권여(權輿)	반하후박탕
상한갈이소변불리(傷寒渴而小便不利)	오령산
어혈로 인해 발생한 다양한 증상	계지복령환
허로실정(虛勞失精)	계지가용골모려탕

태양병상한무한증(太陽病傷寒無汗症)	마황탕
대역상기(大逆上氣)	맥문동탕
번조토역(煩躁吐逆)	오수유탕
흉비(胸痺)의 허증	인삼탕
어혈충역(瘀血衝逆)	대황목단피탕
궐음표한(厥陰表寒)의 궐냉(厥冷)	당귀사역탕
기즉두현(起則頭眩)	영계출감탕
중방지조(衆方之祖)	계지탕
한출이천(汗出而喘)	마행감석탕
소복급결(小腹急結)	도핵승기탕
심동계(心動悸)	자감초탕
각연급(脚攣急)	작약감초탕
유음(留飮)의 주약	복령음
부인장조(婦人臟躁)	감맥대조탕
지혈의 주약	궁귀교애탕
노인의 혈조(血燥)	당귀음자
학슬풍(鶴膝風)	대방풍탕
심복랭기교통(心腹冷氣絞痛)	당귀탕
포문허한(胞門虛寒)	온경탕
기혈양허(氣血兩虛)	인삼양영탕
번갈하리(煩渴下痢)	시령탕
소음표열(少陰表熱)	마황부자세신탕
주하병(注夏病)의 주약	청서익기탕
인두통의 주약	길경탕

맺으며

원고를 교정하며 잘 정리했다는 생각이 든다. 내 주변에 모인, 인연과 운을 함께 한 사람들에게 감사의 인사를 전한다.

서양의학을 전공한 사람들에게 한방을 보다 쉽게 이해할 수 있게 하기 위해서는 한방의 진보가 꼭 필요하다고 생각한다.

나는 한방처방 선택의 근거를 고전에서만 찾는 것을 바보 같은 일이라 생각한다. 지금의 약재가 과거의 약재와 완벽히 동일하다는 보장이 없다. 지금의 병명과 과거의 병명이 완벽히 같지 않은 것과 마찬가지이다. 또한 생활환경은 당연히 과거와 지금에 큰 차이가 있다.

이렇게 서로 완전히 별도의 세계나 마찬가지인 곳에서 통용되어 온 경험지를 그대로 적용하는 것은 무리가 있다는 말이다. 과거의 경험은 중요하다. 하지만 그것은 방금 언급한 것과 같은 이유에서 힌트 중 하나일 뿐이다. 현재의 의학체계 속에서 한방의 유용성을 논하고, 유용하다는 근거를 낼 필요가 있다고 생각한다. 그리고 한방약은 약재조합 합산의 지혜라는 것이 내가 낸 결론인데, 이런 의미에서 약재조합 합산의 한방을 현대에 맞춰 변화시켜 보고 싶다. 그리고 양약과의 합산이 등장해도 좋다고 본다. 한방의 근거를 오래 전 시대에서만 찾아서는 서양의학을 전공한 의사들에게서 별세계의 이야기를 한다며 사장되어 버리고 말 것이다. 같은 입장에 서서 노력할 필요가 있다.

그때 이 책의 내용처럼 약재구성에 기반하여 자동적으로, 전통적인 가상의 병리개념을 거치지 않고도, 한방의 개요를 한 번에 알아차릴 수 있게 된다면 기쁘겠다. 이것이 새로운 한방약의 개발에 일조하게 되길 바란다.

8년 이상에 걸쳐 신세를 지고 있는 마츠다 구니오 선생께서 계시지 않았다면 지금의 나는 그리고 이 책의 등장은 없었을 것이다. 또한 이 책을 집필할 때 도움을 주신 츠지 요시히로 씨, 신코이가쿠출판사의 나카가타 요시미 씨, 하야시 미네코 대표께도 깊은 감사의 인사를 전한다.

참고문헌

1) 斎藤栄一郎 訳：ビッグデータの正体 情報の産業革命が世界のすべてを変える. 講談社, 2013

2) Mitchell M. Waldrop, 田中三彦, 遠山峻征：複雑系―科学革命の震源地・サンタフェ研究所の天才たち. 新潮社, 2000

3) 水谷 淳 訳：歴史は「べき乗則で動く. 早川書房, 2009

4) 池谷裕二：単純な脳, 複雑な「私」. 講談社, 2013

5) Thomas Gilovich：How We Know What Isn't So. Free Press, 1993

6) 松田邦夫, 稲木一元：臨床医のための漢方 [基礎編]. カレントテラピー, 1987.

7) 大塚敬節：大塚敬節著作集 第1巻～第8巻 別冊. 春陽堂 1980-1982.

8) 大塚敬節, 矢数道明, 清水藤太郎：漢方診療医典. 南山堂, 1969

9) 大塚敬節：症候による漢方治療の実際. 南山堂, 1963.

10) 稲木一元, 松田邦夫：ファーストチョイスの漢方薬. 南山堂, 2006.

11) 大塚敬節：漢方の特質. 創元社, 1971.

12) 大塚敬節：漢方と民間薬百科. 主婦の友社, 1966.

13) 大塚敬節：東洋医学とともに. 創元社, 1960.

14) 大塚敬節：漢方ひとすじ：五十年の治療体験から. 日本経済新聞社, 1976.

15) 松田邦夫：症例による漢方治療の実際. 創元社, 1992.

16) 日本医師会編：漢方治療のABC. 日本医師会雑誌臨増108 (5), 1992.

17) 大塚敬節：歌集杏林集. 香蘭詩社, 1940.

18) 三潴忠道：はじめての漢方診療十五話. 医学書院, 2005.

19) 花輪壽彦：漢方診療のレッスン. 金原出版, 1995.

20) 松田邦夫：巻頭言：私の漢方治療. 漢方と最新治療13(1)：2-4 世論時報社, 2004.

21) 新見正則：本当に明日から使える漢方薬. 新興医学出版社, 2010.

22) 新見正則：西洋医がすすめる漢方. 新潮社, 2010.

23) 新見正則：プライマリケアのための血管疾患のはなし 漢方診療も含めて. メディカルレビュー社, 2010.

24) 新見正則：フローチャート漢方薬治療. 新興医学出版社. 2011.

25) 新見正則：じゃあ、死にますか？ リラックス外来 トーク術 新興医学出版社, 2011.

26) 新見正則：簡単モダン・カンポウ. 新興医学出版社, 2011

27) 新見正則：じゃぁ、そろそろ運動しませんか？ 新興医学出版社, 2011.

28) 新見正則：iPhone アプリ「フローチャート漢方薬治療」

29) 新見正則：じゃぁ、そろそろ減量しませんか？ 新興医学出版社, 2012.

30) 新見正則：鉄則モダン・カンポウ. 新興医学出版社, 2012.

31) 松田邦夫 新見正則：西洋医を志す君たちに贈る漢方講義. 新興医学出版社, 2012.

32) 新見正則：実践ちょいたし漢方. 日本医事新報 4683(1), 2014

33) 新見正則：症例モダン・カンポウ. 新興医学出版社, 2012.

34) 新見正則：飛訳モダン・カンポウ. 新興医学出版社, 2013.

35) 新見正則：患者必読医者の僕がやっとわかったこと. 朝日新聞出版, 2014.

36) 新見正則：フローチャート漢方薬治療2. 新興医学出版社, 2014.

37) 新見正則：3秒でわかる漢方ルール. 新興医学出版社, 2014.

38) 新見正則：患者さんのためのフローチャート漢方薬. 新興医学出版社, 2015.

보험적용질환 증후별 색인

307

외과, 주술기

정형, 근골격계

피부

자운고는 유일하게 일본에서 보험적용이 되고 있는 한방연고이다.
하나오카 세이슈가 창안한 것으로 알려져 있는데, 보험적용 적응증은 '화상'과 '치핵'뿐이지만, 피부질환에 폭넓게 유효하다.
하나 단점이 있다면, 발랐을 때 끈적끈적하고 자색으로 물드는 느낌이 든다는 것이다.